智慧生活
健康饮食

喂爱坚持：
聊聊母乳喂养的那些事儿

陈升平　陈　隆　主编

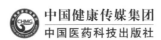

中国健康传媒集团
中国医药科技出版社

内容提要

本书是《智慧生活·健康饮食》科普类丛书之一。《喂爱坚持：聊聊母乳喂养的那些事儿》广泛搜集产前、产后的新妈妈遇到的各种问题，帮助新妈妈从孕期开始做好母乳喂养的准备，同时对产后关于开奶、催奶、背奶、追奶、断奶、乳房护理的各种问题进行详细讲解，力求让每位妈妈都能找到适合自己的母乳喂养方法，让每个宝宝都能在母乳喂养期间健康成长。在无法实现母乳喂养的情况下，本书还特意针对奶粉喂养中可能遇到的各类问题进行了解读。本书适合所有广大读者阅读。

图书在版编目（CIP）数据

喂爱坚持：聊聊母乳喂养的那些事儿 / 陈升平，陈隆主编. —北京：中国医药科技出版社，2019.5

（智慧生活·健康饮食）

ISBN 978-7-5214-0717-4

Ⅰ.①喂… Ⅱ.①陈… ②陈… Ⅲ.①母乳喂养 – 基本知识 Ⅳ.①R174

中国版本图书馆CIP数据核字(2019)第019845号

喂爱坚持：聊聊母乳喂养的那些事儿

美术编辑　陈君杞

版式设计　大隐设计

出版　中国健康传媒集团｜中国医药科技出版社

地址　北京市海淀区文慧园北路甲 22 号

邮编　100082

电话　发行：010-62227427　邮购：010-62236938

网址　www.cmstp.com

规格　710×1000mm $^1/_{16}$

印张　18

字数　195 千字

版次　2019 年 5 月第 1 版

印次　2019 年 5 月第 1 次印刷

印刷　三河市万龙印装有限公司

经销　全国各地新华书店

书号　ISBN 978-7-5214-0717-4

定价　58.00 元

前　言

人类是高级的哺乳动物，母乳喂养是人类的本能，也是一个充满艰辛与困难的历程，同时也充满了快乐与幸福。母乳喂养的成果最终都会在宝宝和妈妈的身上呈现出来，可以说，母乳喂养的好处超乎妈妈的想象。

也许有的妈妈会说，哺育子女作为每个母亲的本能，还需要学习吗？而且有的妈妈可能会觉得，老一代人也有丰富的喂养经验，可以把她们的喂养经验作为参考，并不需要专门去学习这方面的知识。

很多新手妈妈因为母乳喂养知识储备不足，从而产生了一些误区，认为母乳喂养会造成乳房下垂和身材变形；认为产后月经来了或者超过6个月，母乳就没有营养了；认为母乳喂养期间的各种禁忌束缚了自己的手脚，失去了应有的自由。因此，很多新手妈妈们产后纠结到底该不该坚持母乳喂养，坚持多久是终点？初为人母，对于母乳喂养总是会遇到很多这样那样的困惑。

从宝宝呱呱坠地的那一刻起，如何给予宝宝最合理的喂养，就成了母亲心头最大的牵挂。而来自母体的乳汁无疑是宝宝成长过程中最好的食物，是最能满足婴儿生长发育需要的天然营养品。可以说，任何一种母乳替代品都不可能比母乳更适合宝宝的生长发育。母乳喂养不仅能够全面满足新生儿的营养需求，还营造了母子情感交流的最佳环境，给婴儿最大的安全感，有利于婴儿心理行为和情感发展。除此以外，母乳喂养还对母亲近期和远期健康都有益处。母乳喂养可以促进母亲产后体重减少和子宫恢复，可降低母亲2型糖尿病、乳腺癌和卵巢癌的发病风险。

哺乳的妈妈最值得骄傲。母乳是妈妈给孩子最好的礼物，每一个能够吮吸到母亲甘甜乳汁，能依偎在妈妈怀里的宝宝都是世界上最幸福的宝宝。所以，年轻的新妈妈，千万不要放弃哺乳。为了宝宝，也为了自己，新手妈妈们一定要尽早学习一些科学合理的哺乳知识，为以后的哺乳过程扫清障碍，为坚持母乳喂养树立坚定的信心。

衷心希望妈妈们都能用自己的乳汁哺育自己的宝宝，同时祝愿所有的宝宝健康成长！

编者

2019 年 1 月

目 录

产前做好乳房护理是关键

产后开奶容易遇到的问题

哺乳期妈妈常见的问题

足月儿母乳喂养常见的问题

早产儿母乳喂养要点

特别宝宝母乳喂养要点

母乳喂养宝宝的营养素问题

母乳喂养的宝宝应适时断奶

奶粉喂养弥补母乳不足

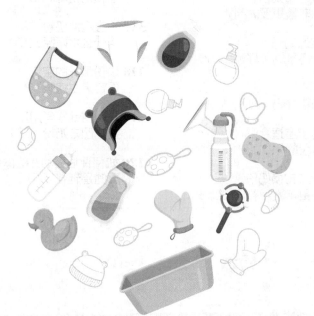

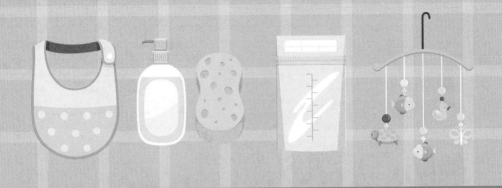

产前乳房护理
为哺乳做准备

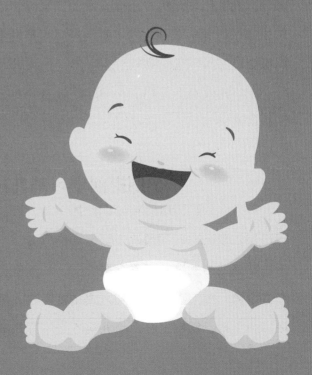

1/

预防产后乳头皲裂，
孕期应该如何护理乳房

很多新手妈妈产后哺乳时，乳头表面的皮肤黏膜容易出现较小的裂口，乳头出现溃疡、出血、水泡、水肿等症状，疼痛难忍，也就是医生常说的乳头皲裂。为了避免产后极易发生乳头皲裂，孕期的准妈妈们应该如何护理娇嫩的乳房呢？

专家建议新手妈妈们在孕晚期就开始充分学习预防乳头皲裂的知识。从孕 38 周后，每日对乳头进行预防皲裂的护理。

孕期提前学习哺乳技巧

有条件的妈妈可以在孕期参加医院开设的孕妇学校，学习母乳喂养课程，掌握正确的喂奶姿势，如摇篮式、抱球式、交叉式，有助于产后熟练地帮助婴儿正确含接乳头，从而避免错误的含乳方式对乳头产生摩擦。宝宝正确的含乳方式是将乳晕大部分含接在嘴里，乳头含在口腔上方，抵向上腭，使乳头不受下牙床的摩擦，吸吮力量在乳晕皮肤上，保证口腔内 2/3 的部分是乳晕，1/3 的部分是乳头。产后哺乳时，新手妈妈可以通过以上标准判断宝宝含乳是否正确。

孕 38 周后，进行增强乳头皮肤黏膜韧性、弹性的护理

1. 模拟婴儿吸吮

每晚用温水清洗乳头，湿毛巾蹭乳头 5~10 分钟。模拟婴儿吸吮时带来的湿润环境及摩擦作用，让乳头皮肤黏膜变得有弹性、坚韧、不易破损。

2. 乳头牵拉练习

每晚向外揪、搓乳晕，将乳头向外牵扯 5 分钟左右，增加乳头根部的延展性，使乳头颈部变长，突出乳晕 1 厘米以上非常利于婴儿正确含接。

3. 做好乳头保护

每晚洗搓乳头之后，涂一点营养油膏，如芝麻油、乳头保护膏，在乳头外形成油性薄膜，改善乳头皮肤黏膜的韧性，使乳头组织结实、耐磨；使乳头上结的痂变软、松脱，疏通乳头输乳管的开口孔。

2/

妈妈乳头凹陷或扁平，孕期应该如何纠正

　　有些孕产妇经常因为自己乳房的大小或形状不理想，而担心分娩后母乳喂养不能顺利进行。需要强调的是，不同大小和形状的乳房都是正常的，一般都不会影响泌乳。但是妈妈乳头凹陷或扁平的话，就要引起重视了。那么孕期妈妈想要及早纠正乳头凹陷或扁平的情况，应该怎么办呢？

树立积极正确的心态

　　首先乳头凹陷或扁平的妈妈们需要知道的是，乳房的伸展性比乳头的形状更为重要，能不能顺利进行母乳喂养跟乳头的形状没有必然联系。

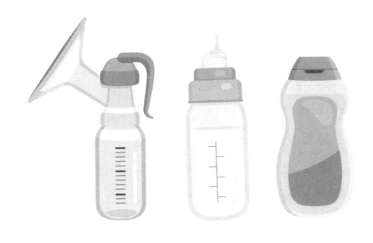

纠正的时机要注意

孕妇有乳头扁平或凹陷时，在孕早期就给予干预进行纠正，可能没有帮助。在孕中期至孕晚期 37 周之前，也就是胎儿足月前，不主张刺激乳头，比如牵拉乳头或做乳头十字操，以免诱发宫缩，甚至引起早产。可在孕 38 周后再人为干预纠正凹陷或扁平的乳头。

使用乳头矫正器

乳头凹陷或扁平的妈妈在孕 38 周后进行必要的纠正时，可咨询母乳喂养师，正确使用相应的乳头矫正器材进行矫正。乳头矫正器是利用真空负压和皮肤牵引扩张术原理，通过持续轻柔地牵拉乳头来实现矫正。每侧乳房使用乳头矫正器牵拉 5~6 分钟，每日早晚各 1 次。一般需要坚持使用 1 个月才能起作用，所以建议准妈妈们在孕 38 周以后，就开始尝试使用乳头矫正器进行矫正，直至产后顺利实现母乳喂养。

做乳头保健操练习

孕 38 周以后，准妈妈还可以通过每天坚持乳头保健练习，来改变和预防乳头凹陷的情况，具体的方法如下。

1. 乳头伸展操

先将两手拇指放在乳头左右两侧，分别向内向外平行拉伸，使乳头向外突出，重复 10 次。再将两手拇指放在乳头上下两侧，分别向上向下垂直拉伸，重复 10 次。然后再回到最初的动作。建议早晚各做 1 次，每次 5 分钟。

2. 乳头牵拉操

用一只手呈 C 形状在下方托住乳房，另一只手的拇指、食指和中指轻轻拉起乳头向外牵拉。建议早晚各做 1 次，左右侧各做 5 分钟。

3/

避免哺乳初期宝宝
吸吮乳头疼痛难忍，
产前应该怎么做

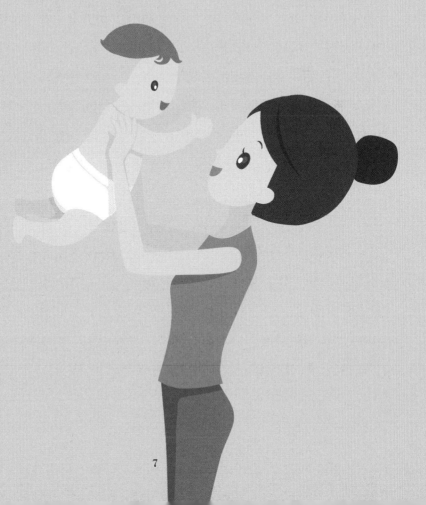

很多新手妈妈在产后哺乳初期，总是会遇到宝宝一吸吮乳头，就会感到疼痛难忍，一到喂奶的时刻就想退缩。这种情况实际上有两个原因，除了哺乳初期的嘴乳含接不到位；还有一个主要原因就是，新手妈妈的乳头皮肤黏膜薄而细嫩，孩子吸吮时乳头韧性不够，不能快速适应婴儿的吸吮动作，容易产生疼痛反射。那么新手妈妈们在产前应该怎么做才能提升乳头的韧性呢？

重视乳头清洁使它更柔软

女性怀孕以后，身体发生了许多特殊的变化，皮脂腺分泌旺盛，乳房上的乳头经常会有一些积垢和痂皮，影响乳头的柔韧性。如果强行清除，不仅会损伤表皮，而且会影响皮肤美观。在这种情况下，最佳的清除方法有两种：一是孕妇应该讲究个人卫生，妊娠4~5个月或5~6个月后，坚持做到每天用毛巾蘸温水擦洗整个乳房，尤其是乳头及乳晕，注意动作要轻柔；二是在擦洗乳房的基础上，可先用植物油（如橄榄油）涂搽，可使积垢和痂皮变软，然后轻轻地将其清除。如此坚持1~2个月后，乳头皮肤自然会变得柔软、有韧性。

重视乳头按摩

专家指出，按摩也是孕期进行乳房护理的方法之一。科学的操作方法是：首先将按摩油或膏慢慢地涂在乳头和乳房上，然后轻轻地对乳房做环形按摩，3~5分钟。这样既可促进乳腺导管发育成熟，还可以使乳头表皮增厚，使其富有弹性。按摩过程中要注意手法轻柔，不宜时间太久，避免因过度刺激乳房导致宫缩。

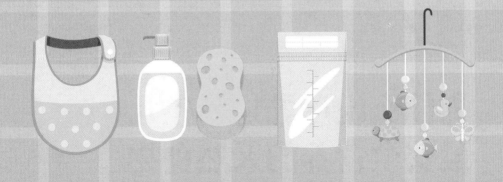

产后开奶容易遇到的问题

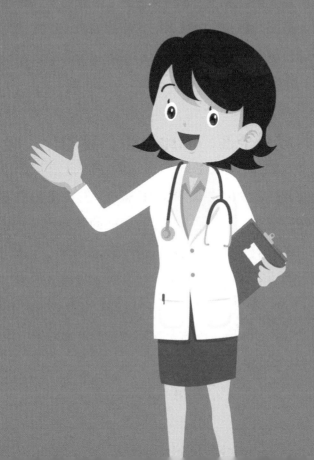

4/

为什么说母乳是新生儿
最安全营养的天然食物

随着营养界对于母乳喂养的不断倡导，以及人们对科学喂养意识的不断增强，越来越多的妈妈坚定了母乳喂养的决心，拒绝奶粉喂养，加入到了母乳喂养的行列。因为母乳中营养成分充足、结构适宜，既能为婴儿提供充足而适量的能量，又能避免过度喂养，使婴儿获得最佳的、健康的生长速率，为其一生的健康奠定基础。如果新生儿第一口不是母乳，而是配方奶粉，所摄入的异原蛋白质，可能成为引起迟发型过敏反应的过敏原，容易增加宝宝过敏的风险。所以，母乳是妈妈给宝宝的第一份礼物。

母乳营养成分全面、配比合适，易消化、吸收

由于 0~6 月龄婴儿的消化系统和排泄器官尚未发育成熟，对食物的消化吸收能力及代谢废物的排泄能力仍较低，这严重制约了 6 月龄内的婴儿对食物的选择。母乳中含有婴儿需要的所有营养，不仅能满足婴儿身体发育的营养需要，还能促进婴儿大脑发育，且易于消化。比如母乳中富含的 β－双糖、不饱和脂肪酸等都是有利于婴儿大脑发育的营养物质。另外，母乳中蛋白质、脂肪、糖三大类营养素比例适宜，易于被宝宝消化吸收，相比于配方奶粉喂养，母乳喂养的宝宝不易出现消化不良、过敏等现象。

母乳能够提高婴儿的免疫力

在宝宝刚出生的第一年，坚持母乳喂养可以减少宝宝生病的概率。6月龄内的婴儿，尤其是新生儿的免疫系统还不成熟，而母乳，特别是初乳中含有大量的免疫球蛋白和免疫活性细胞，能够增强宝宝的免疫力，保护婴儿免于感染，预防腹泻、呼吸道感染，更能降低婴儿过敏的概率。研究显示，母乳喂养的婴儿发育更为健康，表现为免疫力更强、智力更好、不容易肥胖、不容易生病等。而世界卫生组织（WHO）也认为，母乳喂养可以降低儿童的死亡率，它给孩子健康带来的益处可以延续到成人期。

母乳更安全

对于宝宝来说，母乳是最天然、最安全的食物。母乳的温度宜于婴儿食用，而且母乳中几乎无菌，直接哺喂清洁、新鲜，不易污染，完全不用担心卫生问题和食品安全问题。母乳可以随着宝宝的生长发育调整热量，也会随着气候的变化而调整脂肪量和水分含量，其分泌速度和乳汁量也可以随着宝宝的需求增减。另外，母乳有利于宝宝的味觉发育，通过母乳喂养长大的宝宝较少挑食。

母乳喂养经济、方便

和配方奶粉每月动辄上千块的费用相比，母乳自然是最经济实惠的。而且宝宝想喝奶时，妈妈便可直接哺喂，省去了清洗奶瓶、晾开水的环节。按需喂养也不用计算宝宝的奶量。

5/

关于初乳，
你应该知道的

传统观念认为初乳不是真正的奶，或认为初乳不卫生，将之弃去不喂，这很可惜。其实初乳非常珍贵，虽然量少，但营养价值却极高，与成熟乳相比，初乳含有很多抗体和优质蛋白质，其脂肪、各种酶类、碳水化合物等含量也恰恰符合宝宝此时所需，这些都是其他任何食品无法仿制的。除此之外，关于初乳，你应该了解更多知识。

7 天内的母乳都是初乳

新妈妈产后不同时期分泌的乳汁成分不同。一般而言，产后 7 天之内分泌的乳汁称为初乳，产后 7~14 天分泌的乳汁称为过渡乳，产后 14 天后分泌的乳汁称为成熟乳。初乳量很少，较黏稠，颜色为黄白色，这是初乳富含 β–胡萝卜素的缘故。

初乳免疫球蛋白含量高

初乳中具有抗病能力的免疫球蛋白含量要比成熟乳高 20~40 倍，

并含有许多免疫细胞，如中性粒细胞、巨噬细胞及淋巴细胞等。这些免疫球蛋白及免疫细胞能帮助宝宝抑制或杀死细菌和病毒，被称为最早获得的口服免疫抗体。因此初乳又被称为宝宝的"第一剂预防针"，吃了初乳的宝宝，体质一般较好。

初乳分泌型 IgA 含量高

初乳中分泌型 IgA 含量很多，分泌型 IgA 可以分布在新生宝宝的消化道黏膜、呼吸道黏膜和泌尿道黏膜表面，有效地保护宝宝免受病原微生物侵袭。

初乳含有较多牛磺酸

初乳中含有较多的牛磺酸，新生宝宝早期缺乏合成这种氨基酸的能力，初乳中的牛磺酸正好弥补了这种不足。牛磺酸对宝宝大脑及神经系统功能、智能发育、视力发育都具有重要的意义。

初乳蛋白质高、脂肪低

初乳中蛋白质含量较成熟乳多，特别是乳清蛋白质含量高，脂肪和糖的含量较成熟乳少，有利于宝宝消化吸收，非常适合新生宝宝。

初乳矿物质含量高

初乳中的盐类，如磷酸钙、氯化钙、微量元素（如铜、铁、锌）等矿物质的含量显著高于成熟乳，锌的含量尤其高，是成熟乳含量的4~7倍。

6/

初乳贵如油，
如何让宝宝
顺利吃到呢

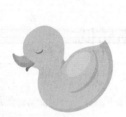

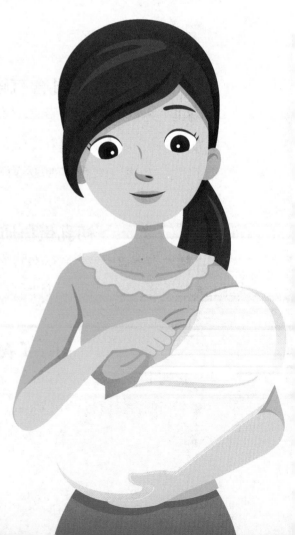

费了九牛二虎之力好不容易把宝宝生了出来，但是很多妈妈刚生完宝宝之后都没有奶水，因为害怕宝宝挨饿或者低血糖而选择给宝宝喂配方奶粉，这是非常不可取的！俗话说"新生儿自带三天口粮"，虽然有失精准，但也不无道理。婴儿出生时，体内具有一定的能量储备，可满足其至少3天的代谢需求，所以妈妈们一定要把握好开奶的"黄金时间"，让宝宝吃到宝贵的初乳。开奶过程中，妈妈不用担心宝宝饥饿，只要注意监测宝宝的体重即可，如果体重减少不超过7%，就不太会发生严重脱水或者低血糖的情况。

早接触，早吮吸

如果顺利分娩，母子健康状况良好，一定要抓住产后黄金开奶时间，在婴儿娩出后30分钟内，尽快让宝宝吸吮母亲乳头，刺激乳头分泌获得初乳。越早让宝宝吸到母乳，开奶就越顺利，一般要正常新生儿在产房就应该开始第一次哺乳。当新生儿娩出断脐和擦干羊水后，即可将其放在母亲身边，与母亲皮肤接触，并开始让婴儿分别吸吮双侧乳头各3~5分钟，可吸吮出数毫升初乳。刚出生的婴儿已具备很强烈的觅食和吸吮反射能力，通常婴儿的吸吮反射在出生1小时内最强，这段时间即使没有分泌乳汁也要让宝宝吸吮，以促进乳汁分泌。

母婴同室促进乳汁分泌

产后，母亲十分渴望看见和抚摸自己的宝宝，安排母婴同室，增进母亲与孩子之间的皮肤接触，这种亲子接触有利于乳汁分泌。在母婴被推出产房之后的两三天，每天坚持让宝宝在妈妈左右两侧乳头上轮流吸吮8~12次左右，且每次吸吮时间10~20分钟，最好不要超过30分钟。

7/

别被初乳的量少
吓怕了

产后很多妈妈担心初乳分泌太少，宝宝不够吃，害怕宝宝低血糖，犹豫是否要给宝宝添加配方奶粉。那么对于宝宝而言，妈妈的初乳真的不够吃吗？

初乳完全能满足新生宝宝的需要

初乳营养价值极高，但产量却很少，一般而言，妈妈在产后2~3天内，会产生50毫升的初乳。当妈妈们听说初乳量仅有几茶匙时，她们往往担心这么少的量对宝宝来说是否足够。答案是肯定的！初乳是足月健康宝宝所需要的唯一食物。这是因为刚出生的宝宝胃容量非常小，即使是少量的初乳也能满足宝宝的需求。随着宝宝一天天长大，他的胃容量慢慢变大，此时母乳的产量也会随之增多。所以妈妈们不用担心宝宝吃不饱。

新生宝宝胃容量的变化

出生后 1 天大的宝宝胃容量约为 5~7 毫升，或是一个小号玻璃弹珠大小。有趣的是，研究者发现 1 天大的新生宝宝的胃，并不会为了容纳更多食物而伸展。由于新生儿的胃壁紧致，即使有过多的母乳吸入也会被吐出。初乳的量正好是宝宝最初几顿所需的量。

到宝宝出生后第 3 天，新生儿的胃容量增到 22~30 毫升，或者是一个大号玻璃弹珠那么大。少量、频繁地喂养能保证宝宝获得所需要的母乳量。

到宝宝出生后第 7 天，新生儿的胃容量大概为 44~59 毫升，或者是乒乓球大小。继续频繁地喂养也能保证宝宝获得所需要的母乳量，同时也能确保妈妈的泌乳量增多。

另外，人体内复杂的调节系统能够让妈妈产生足够宝宝吃的奶量，即使是量很少的初乳，也能满足宝宝每天的营养需求。因此，妈妈们不用因为担心宝宝吃不饱而添加奶粉，过早添加奶粉，一方面会让宝宝对奶粉产生依赖性；另一方面会让妈妈的身体收到错误的信号，认为宝宝不需要这么多的奶，导致与泌乳相关的激素分泌减少从而影响妈妈的产奶量，这些都会对母乳喂养造成影响。

8/

剖宫产和无痛分娩的妈妈初乳中含有麻药残留吗

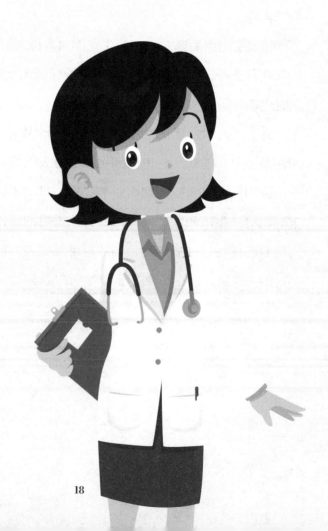

"早接触、早吸吮、早开奶"是产后开奶的重要原则，这样既有利于产妇身体恢复，也能让宝宝尽早吃上珍贵的初乳。可是采取剖宫产的妈妈或者采取药物性分娩镇痛的妈妈都会担心，自己手术或者无痛分娩过程中使用了麻醉药物，而且剖宫产的妈妈在手术后也需要使用消炎药，这种情况下还能尽早给宝宝喂奶吗?

剖宫产手术中使用麻醉药物

妇产科专家表示，剖宫产的妈妈完全可以在术后半小时内让宝宝吸吮乳汁。剖宫产手术通常采用硬膜外麻醉，手术后产妇清醒且肢体能活动的时候，麻醉药物基本就代谢完了，即使有微量麻药残留，也不会对宝宝造成任何影响。因此，术后尽早让宝宝吸吮乳汁是没有问题的。

无痛分娩过程中使用麻醉药物

目前，椎管内分娩镇痛是各大医院运用最广泛、效果比较理想的一种方法，也是迄今为止所有分娩镇痛方法中镇痛效果最确切的方法。在整个过程中，麻醉药的浓度较低，相当于剖宫产麻醉时的 1/5~1/10，所以采用这种方法进行无痛分娩的妈妈，产后更无须担心麻药残留问题。

产后使用消炎药

产后输液通常是为了消炎、预防感染，即使有微量药物通过血液循环进入乳房，也会很快被身体代谢掉，不会对乳汁分泌和乳汁成分产生影响。

9/

剖宫产的妈妈产后
如何快速泌乳

　　剖宫产是一种人为干预的生产方式，剖宫产的妈妈因为没有经过自然分娩过程，体内的泌乳素不足，术后禁食、禁水等因素对产后乳汁分泌具有一定影响。不过这也要分情况，如果是因为在产程中的某些问题，如胎位不正或者宫缩不顺等采取的急诊剖宫产是不会影响泌乳的；如果是择期剖宫产而没有经历分娩的过程，泌乳反射就可能没有特别好地建立起来，从而延迟泌乳。一般剖宫产新妈妈开始泌乳的时间要比自然分娩的新妈妈晚近 10 个小时，甚至可能要到产后 2~3 天才有乳汁。因此，剖宫产的妈妈当务之急是学会如何促进乳房快速泌乳。

早接触早开奶

　　新生宝宝出生后 20~30 分钟的吸吮反射最强，如果能在此期间让新妈妈和宝宝早接触，让宝宝和妈妈胸贴胸、腹贴腹，宝宝嘴唇贴近新妈妈乳房，尽早开奶，不仅可以巩固新生宝宝的吸吮反射，还可以刺激新妈妈乳头神经末梢，从而引起催乳素的释放，使乳汁提前分泌，提高泌乳量。如果剖宫产新妈妈产后半小时仍处于麻醉状态，比较疲倦，可以在手术室内让宝宝趴在新妈妈胸口，进行皮肤早接触。

适当使用止痛泵

剖宫产术后疼痛，不仅影响新妈妈的休息和睡眠，而且疼痛、焦虑、交感神经兴奋等一系列反应都会抑制泌乳。特别是术后3天内，腹部切口疼痛不适是最突出的。同时疼痛还会严重影响新妈妈的活动，行动不便直接导致哺乳姿势受限，影响宝宝对乳头的含接，会使新妈妈感到力不从心，甚至失去哺乳信心。这种情况下，剖宫产的新妈妈可以适当使用止痛泵来减轻剖宫产切口的疼痛，树立哺乳信心。

保持平和的心态

剖宫产的新妈妈对于手术本身就存在紧张情绪，加之术后疼痛、行动不便及睡眠欠佳、疲劳等因素的影响，以及对于产后角色转换的不适应，心理问题更加突出，更易情绪低落，不知所措，对成功哺乳没有足够的信心。人体神经内分泌的变化，在很大程度上会受到心理因素的调控，不良的心理因素会影响垂体分泌催乳素，进而影响乳汁分泌。因此对于剖宫产的新妈妈，家人应该给予更多的关心、照顾、鼓励，注意她的情绪变化，通过安慰的话语和实际行动，帮助新妈妈解除顾虑，使她感受到"初为人母"的喜悦，这样有助于加快乳汁分泌。

环抱式床下坐位哺乳

新妈妈哺乳的姿势，会直接影响宝宝口腔含接乳头的姿势。虽然坐位哺乳是最佳哺乳姿势，但对于剖宫产的新妈妈来说，正常的坐位哺乳很难做到，可以采用环抱式床下坐位哺乳的姿势。新妈妈坐在床边的椅子上，将宝宝放在床上，用棉被或枕头垫高，使宝宝头部高度接近妈妈乳房，然后妈妈用双手环抱住宝宝上身即可哺乳。这样妈妈就不会碰触到腹部伤口，可以舒适、方便地哺乳宝宝，进而促进乳汁分泌。

10/

油腻的汤水有利于产后开奶吗

产后最初几天，很多妈妈面临开奶困难、奶量少的问题。家里老人最擅长的就是炖各种"营养丰富"的汤水，鼓励你多喝。那么产后多喝大补的汤水真的有利于产后开奶吗？

从产妇身体考虑，产后不宜食用大补的催奶汤

刚生产完的新妈妈身体损耗极大，体质虚弱，肠胃功能尚未完全恢复，而且在分娩过程中体内损失了大量水分，因此产后前 3 天应进食容易消化的流质食物。一般来讲，奶水会在产后 3~4 天会开始增多，这时才是催奶的最佳时刻。

总之，吃得好，不是所谓的大补。老一辈的家长们经常会推荐多喝一些传统的猪蹄汤、鸡汤、鲫鱼汤等。这些食物确实对促进乳汁分泌有很好的效果，但是如果摄入过量，其中的高脂肪不仅会堵塞乳腺管，不利于母乳分泌，还会让妈妈发胖。

促进乳母产后乳汁充盈的饮食方法

产后，妈妈要摄取营养丰富、水分充足的食物以满足月子里身体对营养的需要，一般要注意以下几个饮食方法。

1. 增加餐次

每日以 5~6 餐为宜，有利于胃肠功能的恢复，减轻胃肠负担。

2. 食物应干稀搭配

干的能保证营养供给，稀的能保证水分供应。

3. 荤素搭配

避免偏食，不同食物所含的营养成分种类及数量不同，而人体需要的营养是多方面的，只有全面摄取食物，才能满足身体的需要。

4. 清淡适宜

一般认为，月子里应该吃清淡适宜的食物，葱、大蒜、花椒、酒、辣椒等刺激性食物应少于一般人的量，食盐也应少放。

5. 注意调理脾胃

月子里应该吃一些健脾、开胃、促进消化、增进食欲的食物，如山楂、大枣、番茄等。山楂可以开胃助消化，还有促进子宫恢复等作用。

另外，非常值得注意的是，喝水一样可以下奶，并不是非得喝那些滋补的汤水才行。所以说，即使是补，也要适量。只要吃得对，既能让自己奶量充足，又能修复元气且营养均衡不发胖，才是新手妈妈希望达到的"食"效。

简单实用催奶汤

1. 原味蔬菜汤

就是用各种蔬菜不加任何调料煮的汤，味道清香，可以当茶喝，在产后当天喝，会有极佳的发奶作用。以后保证每天至少喝两次，效果更好。制作时可在黄豆芽、西兰花、菜椒、紫甘蓝、丝瓜、毛豆、西葫芦、西芹中每次选择 4 种以上放入锅内，加入适量清水，煮烂后取汤水饮用。

2. 花生莲藕汤

取莲藕 250 克，花生 100 克，红枣 10 个。首先将莲藕节洗净，切成小块；花生、红枣洗净。然后把全部原料一起放入砂锅内，加清水适量，武火煮沸后，文火煮 3 小时。最后加入适量调料即可。

11/

产后开奶，催乳师管用吗

产后有一些妈妈为了顺利开奶，专门请所谓的催乳师进行按摩帮助通乳，这样真的有神奇的下奶功效吗？其实催乳师并非催奶万能手。

按摩催奶并非适合所有妈妈

对有的妈妈来说，通过催乳师按摩来催乳或者通乳，确实有一定效果。但每个人的身体条件不同，不是所有的按摩催奶都有用。其实，乳汁是否充足与很多因素相关，比如精神因素、遗传因素、个人体质等。

手法不专业对乳房危害大

催乳师是一个比较新兴的行业，目前关于这个行业的准入机制并不健全。有些催乳师，可能并不具备相应的职业技能，在按摩的过程中，无法很好地掌握女性乳腺的结构，运用合适的手法。哺乳期的乳房尤其娇嫩，不正确的催乳手法非常容易损伤乳腺，引发一些疾病。因此，并不是找了催乳师，就能解决宝宝的口粮问题。

宝宝多吸吮才是催乳关键

一切外在的催乳措施都是辅助措施，催乳的根本在于宝宝要多与母亲接触，吸吮乳头。分娩后，婴儿反复吸吮乳头，按需哺乳，可以促进催乳素分泌，使乳腺分泌更多乳汁，甚至引起喷乳反射。产科医生表示，只要宝宝能够正确含乳，通过加强宝宝吸吮妈妈乳头的频率，是能够促使妈妈乳汁分泌的。如果婴儿吸吮能力弱，也可以通过吸奶泵等辅助手段来激活乳房的泌乳机制。另外，每次哺乳时两侧的乳房都要让宝宝吸吮到。

妈妈要有好心态

对母乳喂养信心足、决心大的妈妈，分娩后乳汁往往比较多；而把哺乳当负担，生怕影响自己体态健美的妈妈，则乳汁分泌就会比较少。精神放松、心理愉悦是成功实现母乳喂养的重要条件。产妇应从生产的辛苦中多体会生育的幸福，享受哺喂和亲子互动。在产褥期，妈妈可经常播放柔和的音乐，来缓解紧张的情绪，尽可能地舒展身心。

12/

吸出乳汁用奶瓶喂哺，可以很容易判断婴儿"食量"吗

产后新妈妈总是担心自己把握不好宝宝的"食量"，不知道宝宝喝多少才能吃饱，对自己的泌乳量没有信心。有的新手妈妈觉得吸出乳汁再用奶瓶喂哺，可以大概判断宝宝每天的喝奶量，如果哪天母乳不够，还可以添加适量奶粉补充母乳缺口。其实，这种做法是很不科学的，为什么呢?

容易产生乳头混淆

婴儿，尤其是新生儿频繁使用奶瓶容易导致宝宝产生乳头混淆。

所谓"混淆"，是因为宝宝吸吮母乳和吸吮奶瓶的动作是不同的，宝宝习惯了奶瓶的吸吮方式后，在吸吮母乳时出现不会吸吮或不愿吸吮的现象。吸吮奶嘴只要嘴巴轻轻一吸，奶瓶里的奶水就会在嘴巴里的负压作用下轻松流入婴儿口腔；而吸吮母乳则需要婴儿用舌头和下颚配合挤压乳晕位置，不如吸吮奶嘴轻松。一些产生乳头混淆的宝宝还会出现抵触乳头的现象，主要是因为宝宝利用吸吮奶嘴的方式去吸吮妈妈的乳头，花了很大的力气也吃不饱，最后放弃含乳，甚至对妈妈的乳头完全不感兴趣。

乳头混淆不利于母乳喂养

现在，乳头混淆已成为导致母乳喂养失败的最主要原因之一。很多家长和月嫂早早地用奶瓶给新生宝宝喂奶粉，意识不到母乳喂养过程中及时让婴儿进行有效吸吮的重要性。宝宝会很快爱上容易吸吮的奶嘴，对妈妈的乳头既没有吸吮兴趣也不知道该怎么吸吮。看着哭闹又不肯吸吮妈妈乳头的宝宝，家人既心疼又着急，也不知道怎样纠正宝宝乳头混淆，于是奶粉越喂越多，乳房泌乳越来越少，慢慢母乳就彻底没有了。

因此，产后妈妈应尽量保证亲自哺喂宝宝，做到让宝宝有效吸吮，按需喂养，避免宝宝乳头混淆，最后影响母乳喂养。

13/

宝宝乳头混淆，
应该如何纠正呢

　　奶瓶喂养（简称"瓶喂"）和妈妈用乳房亲自喂养（简称"亲喂"）是两种不同的吸吮模式。给出生没几周的婴儿用奶瓶或者奶嘴，常常会导致宝宝乳头混淆。妈妈在进行亲喂时，宝宝反而应用了瓶喂时的吸吮技巧，从而致使宝宝含乳和吸吮困难。宝宝会觉得很困扰，妈妈也会很沮丧。此外，上一节我们讲到乳头混淆还会导致宝宝拒绝乳房，那么应该如何纠正宝宝乳头混淆呢？

停止使用奶瓶和奶嘴

　　尽管当你将来回归职场的时候，宝宝需要再学习瓶喂的吸吮技巧，但是不要在同一时间，让他学习两种吸吮模式。如果需要补充乳汁或配方奶，可以用瓶喂以外的方式去喂宝宝，比如用小汤匙一勺一勺地喂。

帮助宝宝吃奶不费力

乳头混淆的宝宝拒绝妈妈乳头的最大原因是吃奶瓶太容易，不愿意费"吃奶的力气"。所以妈妈在喂奶之前，可以先尝试手动按摩刺激乳房分泌乳汁，让宝宝一吃上奶头就能吃到适量母乳。具体做法就是，放松心情，想着宝宝吃奶的可爱模样，用洗净的手指轻轻捏住乳头左右两侧，并不时地挤压乳头的前端。当乳房轻轻一捏，会有奶水喷出来时，赶快抱起宝宝来哺喂。

宝宝情绪稳定时再哺乳

最好在宝宝不太饿、心情好的时候，尝试给以母乳喂养，这样宝宝会更有耐心多尝试一会儿。有的家长以为，先饿着宝宝，宝宝最后就不得不吃母乳了，这是错误的。饥饿的宝宝除了大声哭闹，是不会有耐心来探索吸吮母亲乳头的有效方式的。妈妈可以先抱着宝宝玩，让宝宝接近胸部，然后自然地把乳头送到宝宝嘴边。不要突然喂母乳，更不要强迫宝宝吃母乳，也不要过于频繁地尝试喂哺。这些方法都容易让宝宝对吸吮母乳产生抵触情绪。

演示并教导

当宝宝含乳时，妈妈说"张大嘴"的时候，张大自己的嘴巴演示给宝宝看。即便是新生儿也能够模仿成人的面部表情。

所以，纠正乳头混淆的诀窍是：立即坚决停止使用奶瓶，但别饿着宝宝。在宝宝不饿的时候尝试亲喂，在宝宝饥饿的时候，用小勺代替奶瓶喂养，或者用喂奶辅助器来辅助亲喂。

14/

为什么产后第一天对乳头凹陷或扁平的妈妈尤为重要

在产房，我们提倡母乳喂养，而且越早越好。但是，乳头内陷的产妇，就遭了罪了。妈妈明明奶胀得厉害，但是小宝宝含不到乳头，饿得直哭，妈妈没办法，只能陪着掉眼泪，可以说身心备受折磨。可是真的没有什么办法吗？

帮助妈妈建立信心

一定要帮助妈妈建立母乳喂养的信心，并给予必要的指导。向妈妈解释婴儿能否吃到奶不仅仅是婴儿是否会吸吮乳头的问题，而是能否将包括乳头和乳晕在内的乳房组织含进嘴里形成一个"长奶嘴"，乳头仅占此"奶嘴"的三分之一。孕妇可以检查自己乳房的伸展性，如果牵拉乳头周围的乳房组织很容易，说明乳房的伸展性很好，乳房的伸展性比乳头的形状更为重要。在孕末期由于受到激素的影响，妈妈的乳头、乳晕会变软，其乳房的伸展性也会得到改善。而且产后哺乳时，婴儿会把乳头、乳晕含接住向外拉出进行吸吮，因此乳头凹陷或扁平的妈妈不要过于担心无法给宝宝母乳喂养。

正确把握产后第一天

鼓励妈妈与婴儿进行足够的皮肤接触，让婴儿自己寻找乳房。在分娩第一天，妈妈尚未"下奶"且乳房尚未充盈，乳房组织较软，应在这个时候教会婴儿正确含接乳房。如果没有早开奶或没有频繁吸吮，而是等下奶后才让孩子吸吮乳头，此时妈妈的乳房皮肤绷得很紧，乳头被拉平，且乳房的伸展性变差，婴儿吸吮时只能吸着乳头，含接会更加困难，也会损伤妈妈的乳头，造成乳头皲裂。

不用奶瓶、奶嘴

尤其在孩子出生后的最初几天内，重点帮助、指导婴儿去适应妈妈的乳房，通过频繁有效的吸吮，逐渐改善乳房状况，使婴儿适应。

掌握正确的哺乳方法

每次哺乳前先用热毛巾热敷乳房，在哺乳时最好采取弯腰的姿势，让乳房自然下垂，并用手把乳头周围的组织全部往上拨，这样乳头会突出一点，让宝宝尝试含乳吸吮。或者将乳头轻轻拉出，送到宝宝的嘴里，方便宝宝含乳。

利用吸奶器来矫正

如果宝宝无法含乳，妈妈可以利用吸奶器将奶水吸出来，用奶瓶喂给宝宝。吸奶器同样有刺激乳汁分泌的作用，而且还有矫正的效果，乳头内陷的情况慢慢就会有所好转。使用吸奶器之后，可紧接着让宝宝尝试含乳。

15/

妈妈是大乳头或长乳头，
宝宝含乳不顺利怎么办

母乳喂养过程中，除了乳头凹陷或者扁平的妈妈哺乳时有一定难度，乳头太大或者太长都不利于宝宝含乳。

乳头偏大的表现症状

一些妈妈乳头偏大，乳晕变大变黑。宝宝的小嘴含不住妈妈的乳头，更不用说吸吮妈妈的乳汁了。其实在孕期出现这种情况是正常的，这是由于怀孕以后体内激素的转变造成乳晕变大、同时变黑。即使产后激素水平逐渐恢复正常，乳晕大小也不可能恢复到怀孕前的样子，不过这样是不会影响到正常哺乳的，妈妈没必要太担心。

乳头偏大怎么喂奶

妈妈乳头偏大，在喂奶的时候不妨先等到宝宝饿了，把嘴张得大大的时候喂奶，用一只手托着宝宝的头，另一只托着乳房，宝宝张嘴的时候把乳头塞到宝宝嘴里。如果宝宝不肯吸，妈妈就要帮他获得奶水，可以用手轻轻按摩乳房，用大拇指从乳房根部轻轻推到乳晕处，把奶水挤到宝宝的嘴里，如果宝宝很饿的话，他一定会吸。宝宝吸多了，乳头就会逐渐变小，最后宝宝的嘴巴也会适应妈妈的乳头。

长乳头怎么喂奶

有人认为也许乳头长有好处，婴儿容易吃着奶，但是乳头长也会引起麻烦，婴儿只能吸到乳头，而不能将含有乳窦的乳房组织全部含进嘴里。这种情况下，新妈妈应该尝试提高哺乳技巧，让婴儿顺利含接部分乳晕，而不仅仅是乳头。

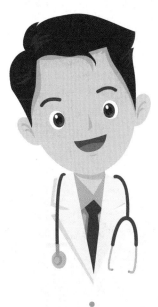
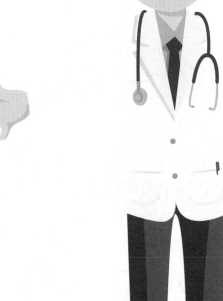

16/

产后母乳不足，可能是你的哺乳姿势不对

据调查显示，错误的哺乳姿势会让奶量减半。母乳不足的妈妈中有 90% 以上都是因为哺乳姿势不正确造成的，如果及时调整，这些妈妈的奶量都可以得到提升。生产完之后，妈妈的身体就像突然被掏空了一样失去了支撑，非常虚弱。此时对于母乳喂养的妈妈来说，找到正确、舒适的哺乳姿势，不仅有利于妈妈产后恢复元气促进乳汁分泌，也有利于宝宝吮吸。

摇篮式

摇篮式是最常用的哺乳姿势，简便易行，使用广泛，适合大多数妈妈和宝宝。

（1）妈妈坐直，用喂奶同侧的肘关节内侧支撑住宝宝头部，手臂手掌支撑宝宝身体，使宝宝的腹部紧贴住妈妈的身体。

（2）妈妈再用另外一只手托住乳房，拇指在上、其他 4 根手指在下方托住乳房，注意要将手指保持在乳晕外侧，以免影响宝宝吸吮。

（3）将宝宝的脸靠近乳房的位置，让乳头轻轻碰触宝宝的小嘴，宝宝自己就会吸吮。

交叉摇篮式

交叉摇篮式与摇篮式有点相似，但手臂相反，喂左侧时用右臂托宝宝、左手托乳房，喂右侧时用左臂托宝宝、右手托乳房，这样妈妈就能够更清楚地观察宝宝吃奶的情况，特别适用于早产儿或吃奶有困难的宝宝。

（1）坐直身体，妈妈用与乳房同侧的手托住乳房，拇指在上、其他4根手指在下方。

（2）用对侧的胳膊抱住宝宝，妈妈的手在宝宝耳朵或更低一点的水平位置托住宝宝的头部，前臂托住宝宝的身体，使宝宝的身体腹部贴近妈妈的身体。

（3）将宝宝的脸调整到靠近乳房的位置，让乳头轻轻碰触宝宝的嘴或脸颊。

半躺式

适用于哺乳期任何时候，以及喜爱这个姿势的妈妈和宝宝，尤其适用于乳头疼痛、奶水过快过冲、乳头混淆等情形。

（1）妈妈的后背和腰部要靠得很舒服，用跟乳房同侧的胳膊托住宝宝的头，胳膊下方也要垫好靠垫等。

（2）妈妈另一只手可以轻轻抚摸宝宝，哺乳时可以跟宝宝进行一些声音和皮肤互动。

橄榄球式

橄榄球式又叫足球式，有点像抱足球或橄榄球，适合乳房较大或乳头内陷、扁平的妈妈或双胞胎妈妈。另外，由于这种姿势不会过多压住妈妈的腹部，所以也很适合剖宫产手术的妈妈。

（1）将宝宝放在妈妈身体一侧，妈妈用同侧前臂支撑宝宝背部，手扶住宝宝的颈和头。

（2）让宝宝的脚伸向妈妈的背部。

（3）用枕头支撑妈妈的手臂，用另一只手引导宝宝的嘴接触妈妈的乳房。

侧躺式

侧躺式适合刚经历了剖宫产手术和阴道侧切的妈妈，夜间哺乳使用这种姿势也很不错。在侧躺式喂哺宝宝时，妈妈最好时刻注意乳房有没有堵住宝宝的鼻子，以免引起窒息。

（1）妈妈与宝宝分别侧卧在床上，保持面对面。

（2）将宝宝的头枕在妈妈的臂弯上，使宝宝的嘴和乳头保持水平。

（3）当宝宝的嘴衔到乳头时，妈妈要用枕头支撑住后背。

产后每个妈妈的身体状况各有不同，可根据自身实际情况，尝试以上不同的姿势，找到适合自己的哺喂姿势。对于产后身体十分虚弱，难以直立坐起的妈妈，尤其是对于经历了剖宫产或顺产侧切的妈妈，侧躺式或半躺式的姿势也许更加舒适。

专家推荐的哺乳姿势

在以上几种方式中，比较推荐的是前面三种，即妈妈哺乳的时候宝宝处于坐姿。为什么建议给新生儿，尤其是没有满3个月的宝宝们尽量采取坐姿哺乳呢？

1. 谨防窒息

在宝宝还未满3个月的时候，头、颈部力量都很弱，如果妈妈们在给宝宝哺乳的时候精神分散，体力不足，迷迷糊糊地睡着了，乳房堵住了宝宝的口鼻而宝宝又没有足够的力量避开，宝宝就可能因窒息而发生意外。当宝宝4个月后，他才具备抬头躲避和用手推开妈妈乳房或用身体动作将妈妈惊醒的能力。

2. 预防急性化脓性中耳炎

如果妈妈躺着哺乳，那么宝宝势必也是在妈妈的怀抱里或者是床上处于睡姿状态喝奶，但是婴儿的咽鼓管短，位置平而低，很容易导致一部分奶或小儿呕吐物带着细菌流到宝宝的耳朵里。婴儿的免疫功能尚不健全，细菌侵入耳朵的鼓室和中耳，极易导致急性化脓性中耳炎，如治疗不及时可导致耳聋。所以，妈妈最好不要躺在床上给婴儿哺乳，同样也不要让婴儿躺在床上吸吮奶瓶。

如何判断母乳姿势是否正确

如果出现以下情况，很可能就说明妈妈的哺乳姿势是不恰当的，需要做适当的调整。

（1）当乳头出现疼痛，有被撕裂的感觉时。

（2）当哺乳时出现受伤的情况。

（3）喂完奶后，感觉乳房里还有乳汁，很快又开始发胀。

（4）总是要把乳房移开才不会压住宝宝的鼻子时。

（5）宝宝狼吞虎咽，没有慢下来的时候。

（6）宝宝吃奶时姿势很紧张。

（7）当喂了很长时间，宝宝看起来还是饿，不愿意停下来时。

（8）宝宝的体重没有如期增长时。

（9）如果你和宝宝都得不到舒适感，那么可能就是哺乳的姿势不当。

17/

实现母乳喂养需要
坚定信念

很多新妈妈没有哺喂经验，很难准确判断宝宝是不是真的吃饱，不确定自己的奶水是否能够满足新生婴儿的需求。月子里时常出现的画面可能是，刚刚喂完宝宝，放下就开始哭闹，宝宝一哭，旁边的婆婆心疼宝宝心切，总是忍不住丢出一句，"你的母乳不够吃吧"。产后敏感脆弱的你也许会很容易自责自己的奶水少，宝宝吃不饱，怀疑自己奶水真的不够，产生放弃母乳的冲动。此时此刻的你，最需要什么？你需要的是对母乳喂养的信心和恒心，需要勇敢面对母乳喂养会出现各种困难的勇气。

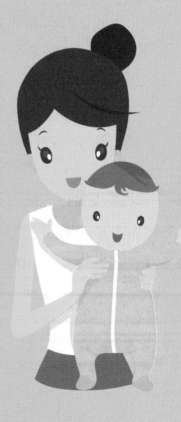

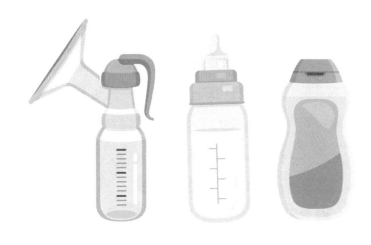

坚信自己可以给宝宝最好的食物

我国民间一直流传着"金水银水，不如妈妈的奶水"。事实上，母乳是宝宝最佳的天然食品，为 6 月龄内的宝宝提供了生长发育所需的全部能量和营养素，并且母乳也满足了 6~12 月龄的宝宝一半或更多的营养需要，而且对于 1~2 岁期间的宝宝，母乳仍可提供三分之一的营养。可以说，母乳是任何乳制品都不可替代的优质乳。《中国居民膳食指南（2016）》中指出，6 月龄内婴儿需要完成从宫内依赖母体营养到宫外依赖食物营养的过渡，来自母体的乳汁是完成这一过渡最好的食物，基于任何其他食物的喂养方式都不能与母乳喂养相媲美。研究表明，生命早期的营养和喂养将会对人体体格生长、智力发育、免疫功能等近期及后续健康持续产生至关重要的影响。任何一个母乳喂养过的妈妈，都知道母乳喂养中可能遇到的困难远比想象中的要多，尤其是当宝宝哭闹不休、频繁吃奶时，妈妈就会担心是不是奶量不够了。这时候，妈妈最需要的就是要相信自己，并牢记乳汁分泌的一个显著特点：宝宝吸吮得越多，乳汁就分泌得越多。有时候，母乳喂养可能会终止于新妈妈在哺乳中遇到乳房疼痛的情况，比如胀奶、堵奶、乳头皲裂等。此时，妈妈最需要的就是勇敢坚强地去寻找解决这些困难的方法。其实，减轻疼痛最有效的方法就是让宝宝继续吸吮。

坚定信念不放弃

没有任何一对母子，在经历分娩和新生后的第一天就能顺利地建立起成功的母乳喂养关系。在达到供需平衡的默契之前，或多或少地都会经历一些困难。不要着急，不要气馁，相信自己可以给宝宝最美好的第一餐，并且坚持下去。可以说，坚定母乳喂养的恒心和信心，比任何催奶汤都更起作用。成功母乳喂养的诀窍就在于这样一种信念：I think I can. I believe I can. I know I can. （我认为我能。我相信我能。我知道我能。）

所以，年轻的妈妈们应该克服各种困难，坚信母乳喂养可以给宝宝最天然、最营养、最美味的食物，这也是作为母亲的神圣体验与信念。

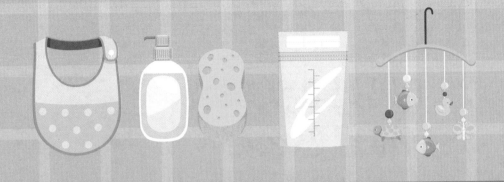

哺乳期妈妈
常见的问题

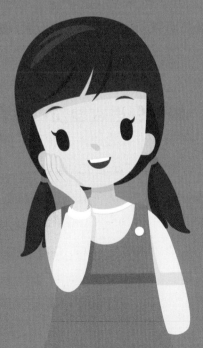

18/

新手妈妈乳头皲裂，
疼痛难忍怎么办

哺乳是母亲的本能，也是一件很幸福的事情。但是产后很多新妈妈比较容易出现乳头皲裂，使妈妈的哺乳过程变得痛苦不堪。发生过乳头皲裂的妈妈都深有感触，裂口处渗出的黄色液体在干燥后往往会形成痂皮，又干又痛。尤其是在喂奶时，宝宝每次下口都可谓钻心之痛。有的妈妈乳头皲裂后，因疼痛不敢让婴儿含乳吸吮，乳汁因不能及时排空而淤积，淤积的乳汁易导致细菌滋生，从而引起乳腺炎或乳腺脓肿。其实，这些完全都是可以预防的，出现乳头皲裂常常是由于护理不当、哺乳技巧有误所致。

如何促进皲裂伤口愈合

如已发生乳头破裂，在哺乳时除应注意母婴的姿势外，同时可采用以下方法减轻乳头疼痛，并促进皲裂愈合。

（1）乳头发生皲裂时，每次哺乳前应先做湿毛巾热敷，并轻轻按摩乳房并挤出少许奶水使乳晕变软，易于宝宝乳头含接。

（2）喂奶时先从健康侧乳房开始，如果两侧乳头都有皲裂，应先从疼痛较轻一侧开始。注意让宝宝含住乳头及大部分乳晕，以便吸吮力分散在乳头和乳晕四周。并且经常变换喂奶姿势，以减轻宝宝用力吸吮时乳头皲裂加剧。

（3）喂完奶用食指轻按宝宝的下颌，待宝宝张口时趁机把乳头抽出，切忌生硬地将乳头从宝宝嘴里抽出。

（4）勤哺乳，以利于乳汁排空，乳晕变软，利于婴儿吸吮。

（5）每次哺乳结束后挤出一滴乳汁涂在皲裂乳头的表面，短暂暴露使乳头干燥，靠近窗户照射阳光最好。或用熟的植物油涂抹（即将花生油烧开后置于干净瓶内，用时以棉签涂乳头），或在乳头上涂薄层羊毛脂、小儿鱼肝油滴剂防止乳头干燥，两者都对婴儿无害，哺乳前也不必擦掉。

（6）哺乳后穿戴宽松内衣和胸罩，并放正乳头罩，有利于空气流通和皮损愈合。

（7）裂口疼痛厉害时可暂时不让宝宝吸吮，用吸奶器及时吸出奶水，或用手挤出奶水喂宝宝，以减轻炎症反应，促进裂口愈合。但不可轻易放弃母乳喂养，否则容易使奶水减少或发生乳腺炎。

（8）如乳头皲裂并同时有乳头向内凹陷的情况，婴儿吸不住时，可用奶罩，奶罩上有一个橡皮奶头，婴儿可以吸橡皮奶头而不直接吸吮母亲的奶头。

哺乳期预防乳头皲裂的策略

（1）每次哺乳前要做乳房按摩，用温开水清洗乳房，以增加乳头表皮的坚韧性，避免宝宝吸吮时乳头发生破损。

（2）不要用香皂、酒精、消毒液等刺激物来清洁乳房，否则容易造成乳头因过于干燥而皲裂。

（3）宝宝正确的含乳方法很重要。吸吮时疼痛，多数情况是因为宝宝仅仅吸吮乳头而未含住乳晕的原因，宝宝的嘴唇正好堵住了乳腺管，于是泌乳不畅。越是泌乳不畅，宝宝就越是用力吸吮，严重者乳头会出现裂口。所以，必须让宝宝做到正确地含乳吸吮。

（4）喂奶结束后，轻轻将乳头从宝宝口中拽出，不要让宝宝含着乳头入睡。喂奶结束后可将乳汁涂于乳头上，预防皲裂。

19/

哺乳期妈妈出现这些情况，可能是患上了乳腺炎

哺乳期乳腺炎是哺乳期妈妈常见的并发症。乳腺炎会使人虚弱，不利于产后恢复，患乳腺炎的妈妈中大约有 10% 会选择断奶。此并发症常见于产后 3~4 周、突然离乳或者哺乳方式突然改变时发生。

乳腺炎的征兆

（1）局部乳房疼痛、发热、肿胀。

（2）感到发冷或发烧，出现一些类似流感的症状。

（3）觉得自己很疲惫，或感觉病情越来越严重了。如果是单纯的乳汁淤积或非细菌性乳腺炎，身体状况会逐渐好转而不是病情加重。

乳腺炎的易发因素

（1）乳头破损或皲裂。宝宝含乳姿势不正确，哺乳技巧不佳，婴儿含乳不佳，导致妈妈乳头皲裂，引起乳房发热疼痛。

（2）宝宝吸吮力不够或者哺乳次数突然发生改变,奶水移出不及时,导致乳汁淤积。

（3）产奶量大和喂奶次数少。由于新妈妈不自信，早期过度使用吸奶器泵奶，导致乳汁分泌过量，供需不平衡，同时哺乳时间安排不恰当，采用定时喂养模式而不是按需喂养。

（4）乳管闭塞或者堵塞，导致胀奶或乳汁淤积。

（5）妈妈精神压力大和休息不够、身体疲倦。

（6）突然断奶后，乳汁无法及时排出也容易导致乳汁淤积。

20/

妈妈患上乳腺炎后，继续哺乳的安全性

当妈妈们遇到乳腺炎，先不要慌，不要因为听从不靠谱、不恰当的建议，而轻易断了宝宝的口粮。实际上，即使患了乳腺炎，只要坚持正确的哺喂方法，也可以有效缓解症状。

继续哺乳有助于乳腺炎治愈

一般情况下，如果乳腺炎是由于乳汁淤积或是中医所讲的气郁滞结而造成的，那么妈妈是可以继续哺乳的，而且还可以尽量多次哺喂宝宝，有助于减少淤积。这样不但可以满足宝宝的奶量需求，也可以促进妈妈乳腺通畅。

妈妈患乳腺炎期间停止哺乳，并不能帮助妈妈康复。相反，如果突然中断哺乳反而容易造成妈妈胀奶、堵奶，增加恶化风险。并且，如果妈妈也没有做好停止哺乳的心理准备，也有可能让她承受精神上的痛苦。

孩子被感染的风险比较低

有相当数量的研究证明，妈妈患乳腺炎后继续哺乳是基本安全的，孩子被感染的风险比较低。

所以，妈妈患乳腺炎期间不建议停止母乳喂养，应该母婴同床休息，频繁喂奶。并且在含乳姿势正确的情况下，尽量用患有乳腺炎一侧的乳房哺乳。必要时候，需要使用吸奶器泵奶，移出奶水，缓解胀痛。

服用治疗药物期间能否放心哺乳

在经过休息和频繁哺乳后，有些妈妈的症状依然没有缓解，不得已服用了治疗药物。在此期间，妈妈也是可以继续母乳喂养的。这种情况下，妈妈最好在服药前哺乳，或者在服药大约 4~5 小时后再进行哺乳，防止药物残留在乳汁中而被宝宝摄入，特别是在妈妈服用抗生素类的药物时，更加需要注意协调吃药和喂奶的时间。

妈妈们除了要注意哺喂时间以外，还要观察宝宝是否会因妈妈服药出现一系列症状，比如观察宝宝是否会出现腹泻等。在正常情况下，妈妈吃药是不会对宝宝有什么影响的，所以妈妈们也不用太担心，要以治疗病痛为主。

21/

乳腺炎多发于哺乳期，
新手妈妈如何预防

虽然产后很多新手妈妈患乳腺炎的概率很高，大约1/3的初产妇在哺乳期第一个月会发生乳腺炎。同时，发生过乳腺炎的女性再次发病的可能性更高，甚至有可能因为乳腺炎反复发作而发展成为乳腺脓肿，严重的还要手术排脓。所以，新手妈妈们一定要提高重视，及早预防，有备无患。

首先要注意促进排乳

1. 及早开奶

尽量在宝宝出生后两小时内就开始哺喂。

2. 频繁喂奶

哺乳频率应该按照宝宝吃奶的意愿来进行，只要宝宝发出想要吃奶的信号，比如哭闹、吸手指、嘴巴四处寻找，就是需要喂奶了。一般来说，宝宝出生的最初几周，胃还很小，一次只能吃很少，需要频繁地喂奶才能满足其能量需求。这个阶段，如果妈妈有胀奶的感觉，即使宝宝在睡觉，也可以叫醒喂奶。

3. 正确的哺乳姿势

在宝宝出生后的头几天，妈妈应尽量教会宝宝正确的含乳姿势，同时尽量调整自身的哺乳姿势，以感到放松和舒服为主，不要拘泥于教科书上传授的基本动作。放松和舒适感有助于乳汁排空。

妈妈要保证充分休息

如果条件允许，妈妈们可以专心于哺乳，把换尿布、帮孩子洗澡等杂事交由家人照料。调节自己的睡眠节奏，尽量跟孩子保持一致。哺乳的时候可以播放喜欢的音乐，看爱看的电视，都有助于舒缓妈妈的紧张情绪，加速身体恢复。

另外，需要提醒各位妈妈们的是，不要趴着睡觉。这可能会导致乳房被挤压，从而引起乳房肿胀。

注意饮食清淡

哺乳期妈妈要以清淡饮食为宜，不宜喝大量油腻的汤水，远离油炸、辛辣等食物，多吃一些营养价值高的食物，此如牛奶、鸡蛋、鱼肉、猪肝等。

22/

喂完奶之后，乳头或者
乳晕有针扎样疼痛怎么办

有时候妈妈喂完奶，会感到乳头或者乳晕有针扎样的疼痛，甚至有种痉挛的感觉。其实这种乳头痉挛常和乳头受伤破裂有关。乳头很敏感，其中有丰富的神经分布，乳头疼痛时会出现痉挛的状况，也是乳头的一种自我保护。

如果乳母恼怒、郁闷、生气，会影响肝气疏泄，不但抑制催乳素分泌，使乳汁分泌减少，还可引起乳腺管痉挛水肿，导致乳房疼痛。很多人也认为这种痉挛疼痛与乳头雷诺现象相关。

什么是乳头雷诺现象

典型的乳头雷诺现象常发生在喂完奶，宝宝断开含乳后。可能是因为外界环境比宝宝口腔的温度低，当宝宝放开乳头，乳头在几分钟（甚至是几秒钟）内，即由一般正常的颜色马上变成白色。妈妈通常在乳头变白时伴有灼热的疼痛感。一段时间后，乳头会恢复正常颜色，因为血液又回流至乳头，此时妈妈会感到痉挛般的抽痛。

这种情形（只颜色变化及疼痛）会反复发生好几分钟甚至持续 1~2 小时。如果乳头曾经受过伤、发生过念珠菌感染等都有可能出现这种症状。

如何缓解乳头雷诺现象

如果妈妈感到严重疼痛，且疼痛时间长，或因为血液供应不良而影响伤口愈合，则有必要治疗。

1. 物理方法

可以用吹风机的低温或者是准备一块温热的毛巾，在每次喂奶后让乳头保持暖和；乳头应尽量经常暴露在空气中，提升乳头对外界温度的适应性；如果无法将乳头暴露在空气中，可以带半圆形塑料乳房罩（不是乳头罩）来保护乳头，避免衣服摩擦。

2. 药物缓解

《Jack Newman 的母乳指南》中提到，妈妈可以使用维生素 B_6 进行治疗。虽然实证中并未证实维生素 B_6 有治疗乳头雷诺现象的效用，但是实际上，维生素 B_6 相当安全且无害，可放心使用。使用剂量为一天一次，一次 150~200 毫克，连续使用 4 天；然后改成一天一次，一次 25 毫克，一直用到不再有疼痛感之后，再接着使用 2 周巩固。如果有需要，可以反复使用。假如高剂量下可以解决疼痛，但改成低剂量后又感到疼痛，仍可以恢复高剂量使用。假如巩固用药 1~2 周的过程，都不再感受到疼痛，则可以尝试停药。

23/

哺乳期妈妈乳头产生小白点，试试这 5 招

哺乳期间妈妈们总会遇到这样那样的问题，乳头小白点就是其中一种，而且经常会反复发作。那么，乳头白点是怎么形成的，又该怎么处理呢？

乳头白点形成的原因

1. 乳汁淤积

乳汁淤积时，未被及时排出的乳汁就形成了白色分泌物堵塞乳头出乳孔，如果一直不干预治疗的话，容易导致更为严重的堵塞情况，甚至还会引发乳腺炎。

2. 过度使用吸奶器

过度吸奶，导致大量的乳腺管壁细胞脱落，再与乳汁里的脂肪结合，就会形成白色的小颗粒，从而堵住乳头。

3. 含乳姿势错误

宝宝吃奶时，只含住了乳头部分，这样很容易导致妈妈的乳头破损和皲裂，久而久之便会形成小白点，严重者会变成小白泡。

乳头小白点的处理方法

1. 用针挑破需慎用

很多妈妈会直接用针把小白点挑破，但这样挑了以后还是容易反复发作，并且会越长越深，挑不好就会戳出血来，增加感染的风险。如果妈妈觉得疼痛难忍，非去掉不可，为了避免感染，请求助医护人员，做好皮肤和器械的消毒工作再进行。

2. 纠正含乳姿势，勤哺乳

纠正宝宝的含乳姿势，保证大部分乳晕被宝宝含入嘴里，增加哺乳频率，尽量让宝宝把小白点吸破，这样堵住的出乳孔可能就会通畅，肿块也会随之消掉。

注意不要用吸奶器大力吸破，因为吸奶器不能有效吸出肿块，会刺激更多奶阵，导致泌乳量增大，肿痛增强。白点也会与吸奶器摩擦，使白点增大形成白泡，最后白泡可能会发展为皲裂。

3. 用毛巾敷乳头

用温水浸湿毛巾后敷在乳头上，水温不要太高，敷 5~10 分钟左右，再给宝宝吃。温水会起到软化乳头的作用，宝宝更容易吃破小白点或白泡。

4. 涂红霉素软膏

把红霉素软膏擦在整个乳头上，白点地方多擦一些，等待一会儿后，一手挤乳头，把白点往外挤，一手拿医用棉签往水平方向擦，一直保持同一个方向，直到把白点擦出来，然后排奶，注意不要擦破乳头。

5. 丝瓜络烧成灰后敷乳头

如果白点挤了没几天又堵了，这时可以把丝瓜络烧成灰，把灰和香油调成糊，在宝宝吃完奶后敷在乳头上，有助于疏通和消炎。在宝宝下次吃奶前，把乳头洗干净就行。使用过程中发白的地方可能会扩大，但一定要坚持敷药，慢慢奶水就会顺畅流出来了。

24/

妈妈乳头被念珠菌
感染了怎么办

妈妈的乳头娇嫩，如果哺乳期护理不当，很容易感染念珠菌。有些妈妈描述说，哺乳时有灼热针刺的感觉持续到喂奶结束，有时疼痛会深入乳房内部，这种现象很可能是乳头感染念珠菌所致。

被念珠菌感染的表现

念珠菌感染常发生在以抗生素治疗乳腺炎或其他发炎之后。母亲喂奶时会感到乳头疼痛，而且是在喂奶期间一直持续灼烧痛，可见乳头发红泛光，起屑脱皮，有散在的白斑，婴儿也经常哭闹不安，拒绝吸吮，但有时乳头看起来也没有明显异样。

如何治疗和护理

若只有乳头感染，医生会开抗生素类药物。任何潮湿或接触到婴儿唾液或母乳的物品均可能滋生念珠菌，因此家中所有的玩具、安抚奶嘴等都需要每日消毒。

以热的肥皂水清洗溢乳垫及尿布，洗衣服时添加漂白粉，之后用烘干机或在太阳光下晾干。洗手后使用一次性擦手纸。所有家庭成员一起接受念珠菌感染的各种治疗，包括阴道、胯下、手脚指甲和尿布疹等。

坚持母乳喂养

念珠菌感染治疗虽然有特效办法，有些药物也不影响母乳喂养，但是在哺乳期间发生感染，应对起来还是存在困难，母亲忍受乳头的疼痛，婴儿也不舒服，拒绝吃奶。所以母亲要更加贴近宝宝，安抚宝宝，并尽可能坚持母乳喂养。

25/

妈妈做过隆胸手术
会影响母乳喂养吗

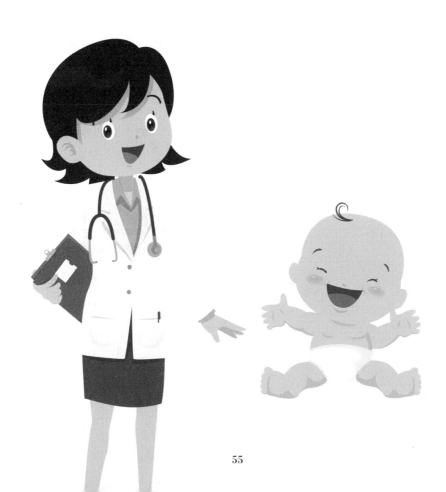

乳房是女性形体美的重要特征，对于胸部欠丰满的女性来说，隆胸手术可以帮助她们拥有丰满匀称的乳房，改善女性的体型，弥补先天不足。但是当了妈妈，到了要哺育宝宝的时候，隆过胸的妈妈们心里就开始犯嘀咕了，到底能不能母乳喂养呢？

隆胸不妨碍母乳喂养

对于假体隆胸来说，假体的性质稳定，不会渗透人体组织进入血液随乳汁排出。此外，假体是从腋下或乳房下缘切开植入假体，如果假体大小合适，置入的腔隙并不与乳腺腺体相接触，因此乳腺是不会受到假体影响的。

对于自体脂肪隆胸来说，手术过程中医生并不会将脂肪注入乳腺腺体当中，当然也就不存在腺体损伤的问题，而移植的脂肪本身也不会对乳腺腺体产生不良影响。

所以，隆胸并不会影响乳腺腺体分泌乳汁，也不会影响乳汁的运输和排出，自然不会妨碍产后母乳喂养。

隆胸会影响妈妈的产乳量

隆胸对最初产奶量影响极小，但是对于假体隆胸的女性来说，如果选择的假体过大，长期压迫前方的乳腺腺体则会造成腺体萎缩。这些女性在产奶初期往往可以顺利进行几天或者几周的母乳喂养，宝宝增重正常。但是快速增长的宝宝对奶量的需求增加，然而由于乳腺腺体萎缩，产奶量减少，与宝宝的需求不成正比，有可能需要添加配方奶粉进行混合喂养以保证宝宝的营养摄入量。

26/

哺乳期妈妈身体不适，
又不敢做医学检查怎么办

有的哺乳期妈妈感觉身体不适，除了不敢随便吃药，还不敢及时去做医学检查，总是担心医学检查会影响母乳喂养。这个时候，妈妈们就需要了解究竟哪些检查可以放心做，哪些需要慎重做呢？

超声检查可以做

妈妈在整个孕期阶段会接受多次超声检查，很多妈妈跟宝宝的第一次见面，就是在超声检查处的那个黑白的小屏幕上。由此可见，超声检查对胎儿是安全的，同样的，哺乳期做超声检查也是安全的。

超声成像检查的原理其实就是超声波反射成像。在妈妈发生乳腺脓肿的时候，通过超声检查可以了解脓肿的范围，同时医生还可以在超声引导下进行脓肿穿刺，从而避免了一些伤害较大的手术。所以妈妈们在该进行超声检查的时候，不需要有所顾虑。

X 线、CT 检查前排空乳房

很多妈妈担心辐射对身体和奶水都有影响。其实，医疗辐射都是在安全范围内的，不会对身体产生危害，不用担心。因此，X 线、CT 检查（不包括癌症的放疗）都是可以进行的。

产生 X 射线的辐射对母亲的乳汁不会产生影响。但是考虑到 CT 检查对乳汁的影响，建议妈妈们在接受 CT 检查时提前排空乳房。

磁共振也安全

磁共振其实就是利用电磁波进行成像，它对哺乳没有影响。对有些部位进行磁共振，比如乳腺，要使用增强造影剂。常用的造影剂是钆喷酸葡胺注射液（马根维显），在哺乳期也可以安全使用，不会影响喂奶。

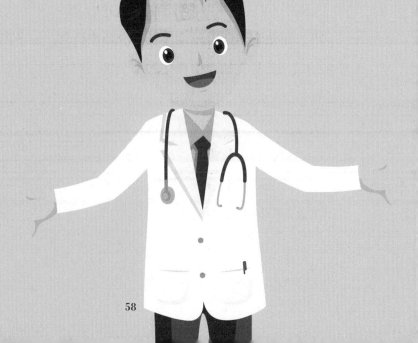

27/

胀奶有硬块又挤不出来，
可以让老公帮忙吸吗

产后妈妈出现生理性乳胀或者是堵奶的时候，乳房肿胀难受，却遇上宝宝爱睡或者不在身边或者吸力不够，无法缓解乳房的压力。这时候常常会有人建议宝妈让老公帮助吸通。这种方式真的可以吗？当然不可以！

吸吮方式不同

大人吸吮的方式跟婴儿吸吮的方式差异很大。如果宝宝含乳正确的话，嘴和舌头不会由于摩擦乳晕和乳头产生疼痛，她的嘴巴在吸吮时会形成真空状态，舌头的蠕动可以和面部肌肉相互配合，形成负压将乳汁吸出。

而大人却几乎做不到像婴儿那样吸吮。如果舌头的运动方式不对，牙齿放的位置不对，不仅吸不出来乳汁，还会让妈妈感觉乳头疼痛。甚至妈妈的乳头、乳晕会被爸爸吸肿、吸伤。

口腔结构不同

宝宝的口腔很适合吸吮乳房，因为宝宝口腔相对于成人较小，舌头几乎占据了口腔内大部分的空间。此外新生儿口腔两侧颊部黏膜下，各有一块厚厚的脂肪垫，向口腔内鼓起，俗称"螳螂嘴"，医学上称为"颊脂体"，这个脂肪垫有利于宝宝吸吮。

婴儿发达的颊脂垫能避免吸吮时双颊塌陷，很容易在狭小的口腔中形成负压，加上舌头的蠕动可以顺利推送乳汁。颊脂垫还能起到固定乳头的作用，不会让乳头被拉扯而使妈妈感到疼痛。

而大人的颊脂垫大都已经退化，舌头在口腔中所占比例也变小，很难模拟宝宝的吸吮方式吸出乳汁。

28/

妈妈在每次喂奶前，都需要消毒乳头吗

很多新手妈妈由于产前没有做好充足的知识储备，产后很容易犯一些常识性错误。比如有的妈妈觉得新生儿抵抗力脆弱，怕宝宝吃得不干净而引发感染等，会在宝宝吃奶前先对乳头进行消毒。专家表示这是母乳喂养的误区，非常不可取。那么究竟有什么不可取呢？

母乳喂养是有菌过程

研究显示，在妈妈乳腺内产生乳汁的小体周围可以看到细菌，而且这些细菌是在妈妈生宝宝之前就存在的。事实上，婴儿出生后，吸吮妈妈乳房时，首先接触到的是妈妈乳头上的需要氧气才能存活的需氧菌，继而是乳管内不需要氧气也能存活的厌氧菌，然后才能吸吮到乳汁。通俗地说就是，正确的母乳喂养是先喂细菌再喂乳汁，这是母乳喂养必需的一个生理过程。母乳喂养的有菌过程与现在家庭的干净环境形成了鲜明对比。

有菌喂养促进宝宝肠道建立正常菌群

与配方奶粉喂养相比，母乳喂养的好处不仅表现在喂养方便快捷、不需加热、经济实惠、增强母婴感情、利于妈妈身材恢复等方面，还在于母乳喂养过程是一个有菌喂养过程。宝宝吸吮乳房时，妈妈乳头和乳头周围皮肤上正常存在的需氧菌和乳管内正常存在的厌氧菌，也会随着吸吮与乳汁通过宝宝口腔进入消化道，这是人类消化道建立正常菌群的基础。母乳喂养的这一有菌过程促使宝宝肠道建立的正常菌群，不仅有利于宝宝肠道对母乳的消化吸收，而且能够促进免疫系统成熟，预防过敏发生。

新妈妈要慎重对待消毒行为

消毒乳房所使用的慢性消毒剂、香皂、酒精等，不但让宝宝接触不到有益细菌，而且可能会残留在妈妈的乳房上，如果被宝宝食用，也会导致宝宝肠道内的菌群失衡紊乱，使宝宝的免疫功能受损。新妈妈使用的各类消毒剂，除了会降低新生儿肠道免疫力之外，还可能会引起新生儿过敏性鼻炎、咳嗽、流鼻涕、哮喘、过敏性结膜炎等疾病。所以妈妈们母乳喂养前，对乳房使用消毒剂，不可取。

这么说，哺乳前就不需要清洁了吗？非也非也。如果喂奶前不清洁乳头，宝宝摄入有益菌的同时，还会被有害细菌"攻击"，可能会导致宝宝出现鹅口疮，或鹅口疮反复发作。那么正确的做法是什么呢？每次喂奶前，妈妈们清洁双手后用温热毛巾擦洗乳头和乳房即可。通过以上分析，相信妈妈们都解开了心头之惑吧！

29/

妈妈夜间哺乳需要注意什么

即使在夜间，宝宝也不缺乏对于母乳的需求，并且宝宝夜间所摄入的母乳在一天全部所需的营养中占有相当的比重。不夸张地说，即使是 10 个月大的宝宝，也有 25% 的母乳是在夜间补充的。从妈妈的角度来说，妈妈体内催乳素的分泌量在晚上是白天的 50 倍。因此，对于很多刚生产后不久的新手妈妈来说，夜间喂养宝宝是件辛苦而又非常必要的事情。

夜间哺乳是有好处的。宝宝对乳头的吸吮和刺激在夜晚有放大的效果，也就是说刺激效果会更明显。还有就是夜间哺乳可以使妈妈体内有镇静作用的激素分泌水平提高，从而有助于睡眠，起到提高妈妈睡眠质量的作用，这就是为什么妈妈睡觉时间可能并不是很长，但是精力却很充沛的原因。夜间哺乳，妈妈也不能掉以轻心，甚至在克服强大睡意的同时，需要妈妈付出更多的精力。妈妈在夜间哺乳需要遵循以下 4 点。

夜间哺乳的时候需要警惕宝宝着凉

夜间给宝宝哺乳，宝宝很容易感冒，很多妈妈也都担心这个问题。所以，在给宝宝哺乳前记得把窗户关好，并用较厚的毛毯把宝宝裹好，特别要注意把宝宝四肢裹严，尤其是冬天的时候。

随着宝宝长大，慢慢调整夜间哺乳次数

就像我们大人一天三餐有规律一样，宝宝吃奶也是有规律的，而

且一旦习惯形成，一般很难改变。所以，妈妈早期就要开始有意识地逐渐减少宝宝夜间喝奶的频率，直到宝宝养成夜间不吃奶的习惯。理想的情况是3个月大的宝宝就能够睡一整夜了。不过，儿科医生对"一整夜"的定义指的是半夜12点至清晨5点之间。妈妈们可以在白天多喂宝宝几餐来帮助宝宝建立此模式，比如说宝宝白天小睡超过3小时，就要唤醒宝宝，帮他建立起规律的睡眠。

夜间建议按需哺乳

为了便于掌握宝宝的哺乳时间，很多妈妈会一成不变地按照书本上说的每隔2个小时给宝宝喂一次奶，严格要求自己，实行"军事化管理"，其实大可不必。按照宝宝平时的习惯，如果到了哺乳的时间，宝宝仍熟睡未醒，可以延长哺乳的时间间隔。待宝宝醒来时，判断他确实饿了再哺乳。这样可以保证宝宝的睡眠。

不要让宝宝整夜含着奶头

宝宝半夜醒了，哭闹不止，哭声惊醒了妈妈还有熟睡中的其他家人，妈妈的第一个反应就是把奶头放进宝宝嘴里，这几乎成了妈妈半睡半醒间的一个条件反射行为，或者为了一夜太平，妈妈干脆让宝宝整夜都含着乳头，只要饿了，自然会吸，这样就"一劳永逸"了，这个自以为聪明的做法其实是错误的。宝宝含着奶头睡觉，一方面会养成宝宝不良的吃奶习惯，不仅不利于其对营养的消化吸收，还会影响其睡眠；另一方面妈妈在熟睡翻身的时候，乳房可能会盖住宝宝的鼻子，导致宝宝呼吸困难甚至窒息；再者，宝宝整夜含着乳头还容易导致妈妈乳头皲裂。

如果妈妈还处在夜间哺乳的阶段，夜间起来喂宝宝时，灯光要暗，同时将互动减到最低程度。尽量不要刺激宝宝，安静地给宝宝换尿布、哺乳，然后轻轻将宝宝放在床上睡觉。这样既能保证母子充足的睡眠，也有助于逐渐改变宝宝夜间吃奶的习惯。

30/

妈妈如何调整夜间
哺乳次数

　　对于大多数宝宝来说，夜间也有哺乳需求，这样的习惯给即将回归职场的妈妈带来了诸多不便。那么，是不是可以合理调整宝宝的吃奶时间，在不耽误宝宝健康成长的前提下，为爸爸妈妈们提供更多的休息时间呢？答案是肯定的。针对宝宝夜间吃奶的习惯，其实也不用家长们想方设法帮宝宝断夜奶那么麻烦，为宝宝调整一下夜间哺乳的时间就行。

　　如果爸爸妈妈发现宝宝的体质很好，可以设法引导宝宝断掉凌晨2点左右的那顿奶，同时将哺乳时间做一下调整，把晚上临睡前9~10点钟这顿奶，顺延至晚上11~12点。调整的原则是循序渐进，切忌强硬地一次性调整。举例说，这次哺乳的时候有意适量喂多点，那么下次哺乳的间隔时间就可以相应延长一点，再喂下一顿，如此一来，慢慢靠近固定的时间，直至最后固定下来。这个过程短的话可能需要一周，长的话可能需要一个月，因此，妈妈们一定要有耐心。如此一来，宝宝吃过这顿奶后，起码在凌晨4~5点以后才会有吃奶的需求。这样，爸爸妈妈基本上就可以安安稳稳地睡上4~5个小时，不用担心宝宝半夜哭闹了。爸爸妈妈在得到充分休息的情况下也克服了因为哺乳而影响第二天工作的问题。

在这里需要提醒各位妈妈的是，最初这样做时宝宝或许还不太习惯，到了吃奶时间还是会醒来，妈妈应改变过去一发现宝宝醒来就急忙抱起哺乳的习惯，不妨先淡定地看看宝宝的表现，等宝宝闹上一段时间，观察宝宝是否会重新入睡。如果宝宝一直哭闹不休，大有吃不到奶就不睡觉的趋势，可喂些温开水试试，说不定宝宝只是需要安慰，这样就可以让宝宝重新睡去；如果宝宝不能接受，那就只得哺乳了，等缓过一段时间再试试。另外，妈妈们也不用担心断了夜间这顿奶会影响宝宝的发育，因为从营养角度看，白天乳汁吃得很足的宝宝，夜间吃奶的需求并不大，而且随着宝宝一天天长大，夜间充足的睡眠对宝宝健康成长来说是有益无害的。

总之，在掌握宝宝吃奶规律的基础上，应适当调整宝宝夜间吃奶的时间，不仅可以保证妈妈有足够的时间休息，而且妈妈休息好了，宝宝才会有充足的奶源。在调整宝宝哺乳时间的过程中，妈妈们需要有意地"督促"宝宝形成新的吃奶习惯。具体可参考以下建议。

到了规划的哺乳时间，就把宝宝叫醒

妈妈们应该让宝宝晚上能够一觉到天亮，而不是白天睡觉、晚上哭闹。因此哺乳时间快到时，妈妈就尽量让宝宝自己慢慢醒过来，减少宝宝大哭大闹的可能性，如果宝宝睡得比较香，可以把宝宝抱起来，交给宝宝的爸爸，让他轻轻地叫醒宝宝。可以轻声跟宝宝说话，亲亲他，或者帮他脱掉几件衣服、换个尿片等，让宝宝慢慢地醒过来。

一次哺乳就一定要喂饱

喂母乳时，每边各喂 10~15 分钟，而且尽量让宝宝在吃奶时保持清醒，宝宝刚开始吃的时候比较饥饿，吃奶比较认真，这个时候哺乳的难度不会很大。随着宝宝渐渐填饱肚子，会慢慢失去耐心，东张西望，或者宝宝还没吃饱就开始打瞌睡，这时可以挠挠他的脚底，蹭蹭他的脸颊，或把奶头拔开一段距离，使宝宝清醒。尽量让宝宝吃饱，喂养足够的奶量，让他可以撑到下次哺乳的时间。

"哺乳——玩耍——睡觉"的循环模式

白天的时候，不要让宝宝一吃完奶就睡觉，在喂完奶后跟宝宝玩一玩，他会很开心的。因为宝宝刚刚吃饱时有来自亲人的陪伴与玩耍，会令他觉得很满足。等宝宝玩累了再上床，不仅睡眠质量会得到很大提高，睡觉时间也会得到有效的延长。下次哺乳时间一到，宝宝醒来时，刚好空腹准备吃奶。

采取拖延战术

如果因为宝宝睡觉惊醒或者其他原因导致宝宝提早醒来，但是还没有到预定的哺乳时间怎么办？这时妈妈可以采取拖延战术，尽量转移宝宝的注意力，拖到哺乳时间。比如说，如果他比预定的哺乳时间提早 1 个小时醒来，妈妈们可以帮宝宝拍背打嗝，看他是不是不舒服，或者帮他换块干净的尿布，给他洗个澡，拿玩具陪他玩一下，都是非常有效的方法。但是各位爸爸妈妈也要适可而止，不要刻板遵守作息时间表。因为作息时间表不是一成不变的，宝宝的合理需求才是关键。

家长们要有耐心，做法要一致

家长们要做好心理准备，提前做好规划，通常要花两三周的时间才能让宝宝习惯于遵守一套作息时间表，这个过程不光是宝宝作息时间的调整，也是家长们作息时间的调整，不可以自己先放松懈怠，三天打鱼两天晒网。坚持下去不久你就会惊讶地发现宝宝竟然很快就能适应这个作息时间表，准时在哺乳时间醒来。

一般来说，通过以上五点，可以有效地调整宝宝的吃奶时间，适应新的生活习惯。不过有时妈妈们会遇到一个难点，即宝宝吃饱了会在妈妈的怀里睡觉，但是一有动作，放到床上就醒，再抱起来哄一哄又会入睡，一旦放到床上又醒过来，如此进入哄睡宝宝的拉锯战。此时，妈妈不妨在给宝宝哺乳完趁热打铁，立刻把宝宝放在睡觉的床上陪宝宝玩会儿，宝宝心情好了，玩累了，就不会那么容易发脾气了。实在避免不了宝宝的小哭小闹，也要想办法帮宝宝尽快适应，不可过分骄纵，不然对于宝宝养成良好的生活习惯是不利的。

31/

哺乳期妈妈
生气的话,
乳汁会有毒吗

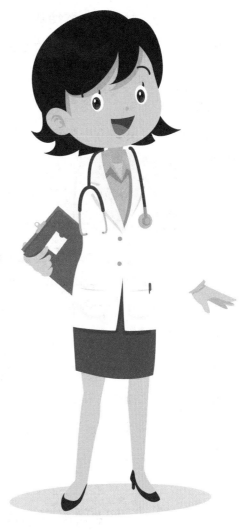

有的新生宝宝属于难养型,经常哭闹、折腾,新妈妈在宝宝出生后最初的几个月,大都会严重缺觉。再加上如果和婆婆相处也时常会有矛盾的话,新妈妈的心情必然容易波动。甚至有时候喂着奶,火气就喷出来了。可是,生气之后又会后悔,因为有的育儿书籍上说,生气时候乳汁是有毒的。作为一位新手妈妈,经验的缺乏、心理上的不适应,使得妈妈们需要面对很多混乱、困惑、愤怒的局面,生气常常难以避免。但是网络上盛传的"妈妈一生气,乳汁变毒药"的说法,到底是真是假呢?

生气会改变乳汁中营养素的比例

临床儿童营养师认为，生气会导致身体发生强烈且有害的反应，进而改变乳汁成分。研究显示，生气10分钟会耗费人体大量精力，其程度不亚于参加一次3000米赛跑。当母乳妈妈遭遇愤怒、焦虑、紧张、疲劳等不良情绪时，大脑给身体发出的信号会让身体内环境处于混乱状态，内分泌系统就会发生改变，导致某些激素分泌异常。比如身体会释放出大量的去甲肾上腺素和肾上腺素，会对一部分器官产生不利影响，导致妈妈出现心跳加快、血压升高等症状。这一系列变化最终会导致母乳中某些营养素含量和比例失调，进而"污染"乳汁。当"有毒"乳汁经常被宝宝吸入，宝宝得不到充足的营养素，就有可能影响宝宝的身体发育，降低宝宝的抗病能力和消化功能。

生气还会减少泌乳量

生气不仅影响母乳的质量，同时还会影响产量，比如不少妈妈"一生气就把奶水气没了"。中医认为，当母乳妈妈陷入愤怒、焦虑、紧张时，容易造成肝郁气滞、血瘀，使奶水变少甚至变色。西医认为，母体处于压力、紧张等应急状态下，肾上腺素分泌会增加，通过新妈妈的大脑皮层影响垂体的活动，抑制催乳素的分泌，使妈妈出现乳汁缺乏的现象。这直接影响了宝宝的"粮仓"，母乳喂养不足，容易导致宝宝发育迟缓。

妈妈的坏情绪会传递给宝宝

小小婴儿对大人的喜怒哀乐具有敏锐的观察力。有研究显示，胎宝宝6个月时，就能感知母亲的情绪并做出反应。当准妈妈心情愉快时，胎儿可能会微笑、吃手指，在羊水里自得其乐；但如果母亲受到强烈的精神刺激，胎儿也可能瑟瑟发抖，感到害怕。

如何保持哺乳期心情愉悦

新生宝宝最直接的粮食来源就是乳汁，所以为了宝宝的健康成长，无论什么事情都应该尽量克制自己的心情，使自己的状态调整到最佳，这样才可以完成哺乳这项艰巨而又伟大的任务。

1. 及时转移注意力

暂时避开让你生气的环境，到开阔的地方深呼吸，让自己冷静下来。

2. 充分的休息与放松

与宝宝一起睡午觉、洗热水澡、听听轻松的音乐、做做运动，试着每天拨一点时间做自己喜欢的事。

3. 给压力一个出口

不要总感觉老公帮不上什么忙，不开心的时候，不妨和他谈一谈，排解一下内心的不满情绪；和朋友出去聚一聚、聊聊天，或者做一做运动等。

4. 调整心态

学会自我调整，尽力把自己的状态调整到一个做妈妈的状态。例如照顾宝宝很辛苦，但是如果能想到宝宝的可爱，想到这是自己用生命换来的小生命，明白自己已经是宝宝的妈妈，就会产生一种责任感和幸福感，也就不会觉得那么委屈了。

因此，心情不好时，一定要先调整心情再哺乳。很多妈妈有产后抑郁问题，需要找一些适合自己的调节方式帮助自己情绪好转，一方面有助于保证泌乳量，另一方面能确保母乳的质量。妈妈们要记住，只有自己心情好了，才能保障宝宝身心健康。

32/

家里老人说的
"奶惊"，你懂吗

"奶惊"了吗？刚开始母乳喂养的妈妈们总是会被有经验的老人问的一脸懵圈。其实母乳喂养的妈妈们都知道，"奶惊"时就是"奶阵"来了。"奶阵"，学名"喷乳反射"，民间也叫"奶惊"，其实就是女性在哺乳时期，乳房忽然快速大量泌乳，随即就会有乳汁渗出、滴答或呈喷射状流出乳汁。喂奶的时候，总会有那么几次，宝宝会连续大口吞咽一两分钟，这就是"奶阵"来了。"奶阵"时间是管饱的时间，其他时间则是吸几下才咽一下，也就是给宝宝过嘴瘾的时间。

"奶阵"时，妈妈身体是如何反应的

"奶阵"来临时，乳头变硬，乳房微胀，乳腺管充盈乳汁充足。乳房内有刺痛感，麻木不适，或者有灼痛感。宝宝没有吃的那只乳头正在溢乳或喷乳。可以听见宝宝大口吞咽的声音。用吸奶器吸出来，看到乳头喷射出很多条奶线。感觉子宫内有像来月经时的那种隐痛感，特别是在产后的最初几周内。

引发"奶阵"最自然的方法是亲喂

"奶阵"频率的高低和"奶阵"分泌乳汁的多少都因人而异。所谓"追奶",说到底,其实是追的"奶阵"。通过宝宝的吸吮刺激可以提高身体随时泌乳的能力,延长每次"奶阵"发生时的时间,缩短间隔时间。那么怎样刺激"奶阵",才能让宝宝粮仓更充实,让宝宝吃饱、吃过瘾呢?

因为"奶阵"主要是靠催乳素启动,亲喂时宝宝躺在妈妈的怀中,通常妈妈能感受到宝宝对自己强烈的需求,再加上宝宝正确的含乳方式和有效地吸吮,均能促进母体分泌催乳素,引发喷乳反射。但若宝宝的含乳方式不正确,使妈妈感到乳头疼痛的话,则会抑制催乳素的分泌,进而抑制"奶阵"的发生。哺乳妈妈应该尽量保护乳房,避免乳房损伤。比如不要频繁使用吸奶器,或者错误使用吸奶器;避免一次哺喂太久,一天喂太多次等,导致乳房劳损,不容易引发"奶阵"。

职场上的"背奶"妈妈如何刺激"奶阵"

把大拇指放在乳房的上方,其余4指半握拳,放在乳房的下方,然后开始搓乳房,直到乳房感到一阵酥麻,像充气一样,那么第一次"奶阵"来了,接着就继续挤。因"奶阵"对两侧乳房均有效,故两侧都会同时迅速产生母乳。刺激第二次"奶阵",同样用搓的方法,以此类推即可。

如果用了以上方法,乳头刺激总是不出来"奶阵"的话,便可用拇指和食指同时捏住乳头,然后往上前方拉扯,就像宝宝含着乳头般拉扯的感觉,拉扯几下,最后再刺激乳头。如果还不行,就轻轻按压,不妨多按压几次,力度以舒服为佳。

33/

不胀奶或者感觉不到奶阵，就是奶水不够吗

　　宝宝出生后，有的新手妈妈总被长辈说没奶，原因是她的乳房不胀。甚至有的婆婆在妈妈喂宝宝前总会"检查"一下，如果乳房不那么胀硬，老人就会坚持说妈妈奶水还不够，先给宝宝添加奶粉。妈妈哺乳的时候，老人也习惯在旁边看着，宝宝稍有停顿，老人就开始嘀咕：是不是没奶了，快给宝宝冲奶粉吧。相信这是很多母乳妈妈都很熟悉的一幕吧？每当这个时候是不是感觉很委屈？估计还有的新手妈妈总会听"过来人"讲，乳房"胀得像石头一样"才是下奶和有奶的标准！但真的是这样吗？

老人的经验不可盲听
　　一些老人认为乳房"胀得像石头一样"才是下奶和有奶的标准。这其实与他们自身的经历有关！在我们父辈育儿的年代，几乎没有亲子同室，产后3天才是真正的母乳哺育，而现在，24小时亲子同室可以让宝宝随时获得母乳，宝宝有效吸吮越多，乳汁分泌越多，妈妈通常也就没有机会让乳房过度充盈到"胀得像石头一样"的程度。然而时过境迁，如果再以当年的标准来判断产后妈妈的奶水是否充足，肯定是不行的！

新手妈妈别把胀奶当成奶水足的评价标准

乳汁分泌的原理通俗来说，就是孩子吃妈妈产。乳汁是通过宝宝吸吮的刺激，让妈妈的身体接收信号，再决定分泌多少。宝宝吸吮得越多，奶水就分泌得越多。宝宝吸吮得少，奶水的分泌就相对减少，不让妈妈身体有额外产出，否则会造成身体负担。

不胀奶可能是供需平衡了

产后最初几天，新手妈妈一般都会遭遇胀奶。这是由于哺乳初期，身体还不了解宝宝的奶量，为了不让宝宝饿着，大脑会提醒身体大量产奶。再加上刚出生的宝宝胃口较小，一般吃不了多少奶，所以妈妈们会有大量富余的乳汁，就会产生胀奶的现象。一般在几周或者几个月后，胀奶的现象就会得到改善或者自行消失，进入供需平衡的阶段。

不再胀奶意味着供需平衡了。胀奶是乳房的非正常状态，提示妈妈乳汁分泌过多，同时提醒大脑减少分泌；而供需平衡时，妈妈们会感到乳房不再有充盈的感觉，乳房长时间都处在均匀柔软的状态。即便外出一段时间，胀奶的情况也不再出现。这样的感觉非常好，意味着妈妈有更多自由活动的时间了。没有了胀奶的感觉，新手妈妈会误认为自己的乳汁开始减少。妈妈们要明白，人体是一个精妙的结构，在宝宝生长发育一切正常的情况下，乳汁是会顺应宝宝的需求的。奶水不需要多，刚好够，就是最好的状态，不会给乳房额外的压力。

供需平衡的早晚不尽相同

在正常喂养的前提下，每个妈妈达到供需平衡的时间都不一样。供需平衡通常不是一个突然的过程，有时很多妈妈要过了好久才发现"啊呀，我好像供需平衡了"。保持正常亲喂，按需哺乳，不过多额外刺激泌乳，就是在不断往供需平衡的状态靠近。对二胎妈妈来说，因为身体有了第一胎的记忆，供需平衡也许来得比第一胎更早。

34/

妈妈乳房太小，
产奶量就会少吗

有的妈妈觉得自己乳房太小，怀疑乳汁够宝宝吃吗？很多妈妈怀孕期间就会有这个顾虑，生产前就做好了给孩子进行奶粉喂养的准备。甚至在对母乳喂养知识了解不多的人看来，有些乳房比较小的母乳妈妈能一直坚持很长时间的母乳，是一件很让人惊讶的事情。其实完全不用担心，也没必要惊讶。因为乳汁的多少和乳房大小完全没有关系。

乳房大小不会影响泌乳量

专家表示，无论乳房大小如何，大多数女性都有能力产出足够自己宝宝喝的乳汁，只是乳房大小不同，储奶能力不同。乳汁的多少，主要取决于乳房中乳腺组织的多少，以及妈妈所分泌的乳汁被移出的量有多少，包括宝宝直接吸吮所得、妈妈手挤所得，还有吸奶器抽吸所得，被移出的量越多，乳汁分泌的就越多。而乳房的大小，主要取决于乳房中脂肪的多少，与直接影响泌乳的乳腺组织并无太大关系。乳房大小因人而异，只要妈妈在孕期乳房明显增大 1~2 个罩杯，甚至更多，后期绝大多数产妇都能正常哺喂宝宝。乳房大小的区别不在于乳汁总产量的多少，而在于大乳房妈妈对于乳汁的储存能力较大，宝宝可能总是吃一边乳房的乳汁就能吃饱，更容易获得满足感，妈妈每天哺乳的次数也较少。小乳房妈妈对于乳汁的储存能力较小，宝宝可能需要少食多餐。妈妈每天需要多次哺乳，或者每次都需要双侧哺乳，才能满足宝宝需求。但是宝宝频繁有效地吸吮能刺激乳房分泌更多的乳汁，产奶的速度也会比较快，而且更加"新鲜"。

所以，更多情况下，一些小乳房妈妈能分泌很多的乳汁（甚至有些还是超级"大奶牛"），而有些大乳房妈妈的乳汁产量却不够。但这并不是说大乳房妈妈比小乳房妈妈产奶量少，而是说明乳房大小并不决定奶量的多少。

35/

每次哺乳完奶水还有富余，要不要排空乳房呢

　　总是听人说，喂完奶要排空乳房，不然乳汁会淤积，得乳腺炎！真有这么严重吗？事实上，产奶量的多少是和宝宝的食量相适应的。

以下情况才需挤奶，但并"排空乳房"。

1. 奶量不够，要追奶

　　当宝宝吃不饱，迫切需要追奶的时候，可以在亲自喂养后用吸奶器或者手挤奶，以此增加乳头刺激，告诉大脑，乳房需要产出更多的奶。这样做有助于增加产奶量，慢慢跟上宝宝的胃口。

2. 需要在短时间内断奶

　　如果需要在短时间内给孩子断奶，而乳房一时半会儿"刹不住车"，还是按照以前的需求产奶，妈妈们常常会觉得乳房胀痛难忍。这时，可以用吸奶器稍稍吸出来一些，缓解乳房胀痛。

3. 乳汁淤积

　　如果妈妈已经出现了乳汁淤积，就需要把淤积的乳汁排出来，但不能用吸奶器来吸。吸奶器吸奶，是"不分轻重"地把乳房中的奶吸出来；而处理乳汁淤积，需要"重点突破"，把淤积部分的乳汁排出

即可。这时，妈妈可以边让宝宝吸吮，边按摩乳房，使乳汁淤积处得以疏通。

过多地排空乳房，可能造成以下后果

1. 破坏供需平衡

乳房泌乳是个比较智能的过程。有人把乳房形象地比喻成一个"前店后厂"的工作坊，乳汁是工作坊的产品，而大脑是工作坊的店长。大脑这个店长的生意经是，如果产品卖得多，就需要慢慢加大产量；相反，如果产品需求量少了，那就应该减少产量。乳房泌乳也是一样的道理，如果持续使乳房排出大量乳汁，会给大脑一个信号：乳房需要加大产量。于是，在大脑的指挥下，乳房会分泌更多的奶。

虽然大脑指挥产奶的过程很智能，但是它分不清排出的乳汁，是给宝宝喝了，还是因为妈妈们担心"乳汁淤积"主动挤出去的。大脑每次都会收到"乳汁不够吃"的信号，于是指挥乳房多产奶，本来平衡的供需关系就被打破了。妈妈的产奶量比宝宝的食量多，宝宝吃不下多产出的乳汁，多出的乳汁就聚积在乳房，容易造成乳汁淤积。因此，无故"排空乳房"，会破坏供需平衡，让乳房分泌更多乳汁，反而容易造成乳汁淤积。

2. 乳腺炎趁机而入

淤积的乳汁很可能成为细菌繁殖的温床，一旦有机可乘，乳腺炎就会兴风作浪，让哺乳妈妈痛苦不堪。

因此，正常情况下，母乳妈妈不需要过多排空乳房，只需按需哺乳，让宝宝频繁吸吮，让乳房接受来自宝宝的吸吮信号，慢慢与宝宝磨合，才能达到供需平衡。如果非正常地频繁排空，很容易造成供需失衡，乳房或者乳头也容易出现问题，妈妈们会更加疼痛。

36/

母乳不够时，
可以"借奶"喂宝宝吗

随着大数据时代的来临，越来越多的关于母乳喂养的大数据研究表明，母乳喂养对于儿童还有妈妈的近期和远期健康意义重大，因此很多新手妈妈愈加坚决用母乳喂养孩子。但不少妈妈存在奶水缺乏的问题，怎么办呢？我们在电视剧里经常看到的画面就是，大户人家的宝宝出生后，大都是有专门的奶娘负责照顾或者哺乳，在中国古代也的确存在奶娘这一角色。但是当前，在我们的现实生活中，奶少的妈妈"借"朋友的奶来喂养自己的孩子，值得被鼓励吗？看完你就明白了。

从健康角度分析

儿童保健专家表示，"借奶"是非常不可取的。虽然对宝宝来说，乳汁是非常好的营养与免疫来源，但是供奶母体的健康状况难以保证。通过乳汁，宝宝接触到传染病或化学污染物的风险增高。你难以确定提供母乳的妈妈有没有携带疾病，比如乳房感染病毒性疱疹，这种疱疹病毒对新生儿是致命的。"借奶"喂养还存在将婴儿暴露在细菌、处方药、非处方药的潜在风险下。另外，别人的母乳真假难测，而且究竟存放了多久，有没有变质都难以确定。这样的母乳存在很大的安全隐患。

从营养学角度分析

由于母乳最大的特点是其营养成分与宝宝的发育同步变化，不同妈妈因为饮食结构、生活习惯等不同，乳汁中营养成分的含量也有所不同。比如有的妈妈爱吃海鲜，而她的宝宝也适应了这些，并不会产生过敏反应。但这时如果"借奶"给别人家的宝宝，就很难保证别人家的宝宝也不会过敏，因为每个宝宝的体质是不同的。所以"借"来的乳汁营养很难与宝宝生长发育所需要的营养相匹配。

从亲子情感角度分析

宝宝吸吮本身对泌乳也是一种有效刺激，有利于奶水分泌。此外，喂奶时母亲对宝宝的抚摸是一项很重要的接触，可以增强母子间的交流，帮助宝宝获得安全感，有利于宝宝生长发育。

如何"借奶"更安全

母乳喂养医学会认为，是否需要"借奶"，需要专业人员进行评估。如果妈妈决定要借用其他妈妈的奶，母乳喂养医学会提供了4点建议：知情选择；捐赠者的医疗筛查；安全的乳汁处理和家庭巴氏杀菌。其实，如果妈妈自己因为乳汁当中含有病毒感染（例如巨细胞病毒、单纯疱疹、带状疱疹等）而被要求停止母乳（有许多患感染性疾病的妈妈分泌的乳汁也不必消毒，例如病毒性肝炎、流感等），也完全可以将自己的乳汁在家庭中进行巴氏消毒，即将乳汁加热至62~65℃，并维持30分钟，然后给宝宝喂养，从而避免了无乳汁使用的情况。

37/

背奶妈妈须知的
母乳储存方法

产假结束回归职场，没法亲喂，需要提前储奶；

偶尔出门放松潇洒，家里有粮才心里不慌，需要提前储奶；

奶牛妈妈母乳太多，宝宝吃不完，多余的存下，需要储奶……

总之，对于妈妈来说，掌握正确的储奶知识，保证宝宝喝的健康营养，至关重要。那么，如何储存母乳才是最健康、安全的方式呢?

母乳可存放的时间

初乳在 27~32℃室温内可保存 12 个小时。成熟母乳（产后 7 天以后挤出的奶）的保存与温度息息相关，《西尔斯母乳喂养全书》中建议：在 15℃室温内可保存 24 小时，19~22℃可保存 10 小时，25℃可保存 4~6 小时；如果将母乳存放在冰箱里，0~4℃冷藏可保存 8 天；如果保存在和冷藏室分开的冷冻室，但是经常开关门拿取物品，保存期为 3~4 个月；如果是深度冷冻室，温度保持在 0℃以下，并不经常开门，则保存期长达 6 个月以上。储存过的母乳会分解，看上去有点发蓝、发黄或者发棕色，这都是正常现象。妈妈们不需担心也不要扔掉。母乳是宝宝最好的食物，虽然储存过的母乳会有部分营养流失，但是相对于无法亲喂的妈妈来说，这仍是宝宝最佳的食物来源。

储存母乳的工具

目前市面上储存母乳基本选用储奶瓶和储奶袋。储奶瓶多数是用于冷藏母乳，市面上常见的吸奶器也都是和储奶瓶连接。如果打算几天内喂给宝宝喝掉，可以选择储奶瓶储奶。冷藏奶的时候，要尽量储存在冰箱最里面，远离冰箱门，同时还要远离自动除霜冷冻室的加热器。储奶瓶有密封垫，一般奶瓶是达不到储奶标准的，所以千万别把奶瓶当作储奶瓶。储奶袋一般是用于冷冻母乳，袋子上可以标注储奶的日期和体积，以便宝宝需要的时候按照时间来取，先吃日期早的。无论使用何种工具储奶，冷冻时一定不能放太满，因为冷冻后体积会增加，所以放 2/3 即可。用储奶袋储奶时，要记得把多余的空气排出，再冷冻。

母乳冷冻前要填写日期和体积

不要小看这一步，事无巨细，一天两天可能不会有什么问题，但是时间长了，难免会在保存时间方面出错，为了防止这种错误，强烈建议妈妈们养成良好习惯。家里的冷柜最好留出来一个专门放置母乳。为了能让母乳可以快速冷冻，应该将容器平着放进冷柜中，冷冻过后的母乳可以放在冷柜门的架子上，以方便取用，记得一定要填写好日期和体积。如果要带出门的话，可以写上宝宝的名字以防混淆。

母乳冰冻后会出现分层现象，是因为母乳含有油脂，因此在加热后需将其轻轻摇晃，混合均匀后再喂食，但不可用力摇晃。另外，每次温奶之前最好先在室温或冷藏室中解冻。

挤奶技巧

1. 用吸奶器吸奶

（1）注意事先洗手，给吸奶器消毒；用温水使乳房变软，并且加以按摩。然后用吸奶器的漏斗放在乳晕上，使其严密封闭。

（2）保持良好的封闭状态，拉开外筒，把乳汁从乳房中吸出来。

（3）把盖盖紧放入冰箱，冷藏或冰冻。

2. 用手挤奶

拇指、食指在乳晕上、下方挤，注意节奏，在乳晕周围反复转动挤压，使每根乳腺管内乳汁均可挤出。

（1）用一只手托住乳房，由上至下按摩乳房。

（2）一边按摩一边移动手掌，以达到整个乳房四周。

（3）朝着乳晕的方向，用手指尖往下按摩，注意不要压迫到乳房组织。

（4）用两个拇指及其他手指配合轻压乳晕后的部位。

（5）用拇指和食指一起挤，同时往后施压，奶会从乳头涌出米。

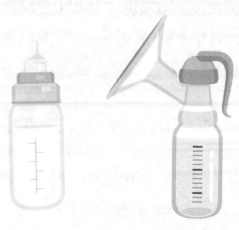

38/

妈妈上班没办法亲喂，
但是宝宝不喝奶瓶怎么办

妈妈的产假结束了，回归职场后，没办法亲喂宝宝，但是宝宝不喝奶瓶怎么办？

判断不喝奶瓶的原因

首先要判断宝宝不喝奶瓶，是因为抗拒奶瓶本身，还是因为奶瓶里的内容物。因为奶瓶的奶嘴和妈妈的乳头在形状和柔软度上均不同，孩子吸吮时舌头、嘴唇，以及口腔肌肉的配合方式也是不同的。所以，对于习惯妈妈亲喂的宝宝来说，突然给他换奶瓶，确实会出现不适应的情况。

而另外一些宝宝，则是因为习惯了妈妈乳汁的味道，如果突然给他用奶瓶喂奶粉，他会觉得奶粉的味道与母乳不一样，从而比较抗拒。

如何检验宝宝不喝奶瓶的原因

妈妈可以尝试把母乳泵出来，放到奶瓶里面喂孩子，试试孩子喝不喝。如果孩子不喝奶瓶里的奶粉，但却喝奶瓶里的母乳，则可以判断孩子是抗拒奶粉的味道，而不是奶瓶本身。

反过来，如果无论奶瓶里面装的是奶粉还是母乳，孩子都不喝，那么妈妈应该考虑是不是奶瓶本身的原因，可能孩子习惯了吸吮妈妈的乳头，还不适应奶瓶奶嘴的吸吮方式。

如何让宝宝接受奶瓶喂养

1. 提前准备

妈妈应该尽量在产假结束之前提早准备，给孩子适应奶瓶的时间。每天都把挤出来的母乳装在奶瓶里，给孩子尝试。尝试时，一定要避免孩子抗拒时硬塞式强迫。

2. 避免饥饿时尝试奶瓶

在孩子有点饿，但还没有特别饿的时候，尝试给宝宝用奶瓶喂养。因为宝宝有点饿的时候，就会有进食欲望，而特别饿的时候，很多宝宝会特别急切地填饱肚子，没有耐心尝试，很容易因为抗拒奶瓶而哭闹。

3. 先亲喂后奶瓶

可以在已经结束亲喂，宝宝有点迷迷糊糊犯困的时候，尝试用奶瓶装一点母乳给他。在这种迷迷糊糊的状态中，宝宝的抵抗和警觉性会低一点，这时使用奶瓶反而有可能使宝宝更好地适应。

4. 更换奶嘴

更换成跟妈妈乳头的形状和柔软度更加接近的奶嘴。

39/

上班后妈妈奶水越来越少怎么办

很多新妈妈在休产假期间，自觉奶水还很多，甚至多到去做"肥皂"，可是产假休完去上班后，不少妈妈就感觉奶水减少了，那么究竟是什么原因导致的呢？奶水越来越少该怎么办？

妈妈体内的催乳素分泌减少

奶量多少主要是由催乳素决定，而催乳素的多少与妈妈的情绪、睡眠，以及哺乳的频率密切相关。

妈妈上班后，一方面宝宝突然不像原来那样，随时能依恋妈妈并吃到母乳，导致白天吃奶频率减少；有不少宝宝甚至拒吃奶瓶，而妈妈下班后就依恋妈妈，尤其夜晚吃奶更频繁，导致妈妈睡眠严重不足，使不少妈妈感到很痛苦，甚至精疲力竭，情绪受到很大影响，不利于催乳素分泌。另一方面，由于在上班期间工作繁忙，不能频繁地去泵奶，甚至有时奶胀了，也未及时吸出乳汁，导致有效的刺激频率不够，也影响了催乳素的分泌。

总之，由于睡眠不足、情绪不良、吃奶频率不够，会导致催乳素分泌不足，就使妈妈的产奶量下降甚至回奶。

如何克服奶量减少的困难

首先，一定要保持良好的心态并坚信母乳喂养能成功继续，上班期间要积极背奶。应保证每2~3小时用电动吸奶器泵一次奶，不能让奶胀着；吸出的母乳放入冰箱冷藏即可，不需冷冻，24小时内食用都没问题。

其次，保证充足的休息。上班期间，中午最好能适当休息20~40分钟，缓解一下紧张的情绪；下班后，在哺乳宝宝的同时休息放松。晚上则尽量由家人用奶瓶将妈妈白天已泵出的母乳喂给宝宝，妈妈应尽可能多睡一下。

40/

哺乳期妈妈出差期间，
怎么保证宝宝不断奶

哺乳期的妈妈们，有的时候需要出差而跟宝宝分离，可是宝宝还小，妈妈又不想断奶，怎么办？

出差前提前备奶

妈妈如果不愿意孩子喝奶粉，出差前可以提前挤奶做好储备。

保持挤奶频率

在与孩子分离期间，妈妈应每 3~4 小时寻找机会挤一次奶，持续刺激乳房分泌乳汁。妈妈可以视情况考虑将母乳全部冷冻或部分母乳冷藏后带回，如果正在飞机上，可以向航空公司索取干冰来保存母乳。不管妈妈有没有要把母奶带回家的打算，出差时都要维持与平时相当的挤奶频率。

如果家里的库存够，觉得没有必要带母乳回家，也要把奶水排出来倒掉，可以利用工作空档到方便的空间挤掉部分奶水，避免让乳房过度充盈，除了让身体保持正常的泌乳水平，也不会让身体太难受。

41/

如何正确解冻、加热母乳

对于没办法亲喂的妈妈，需要给宝宝背奶回家冷冻处理。每次喂宝宝之前，家人需要做到正确地解冻和加热，然后才可放心喂养宝宝。

用温水或者流水解冻

用小一点的不锈钢盆装适量温水或凉水，将需解冻的母乳（一般是储奶袋存放）放在水里。如果是着急要用的话，也可以用流水来解冻，再逐渐增加水温，然后取出母乳擦干容器上的水，打开储奶容器，将母乳倒入已经消毒过的奶瓶中。

把装有解冻后母乳的奶瓶放进热水里温热

用不锈钢的小盆子装 40℃ 左右的热水，然后将装有母乳的奶瓶立在里面，进行水浴加热，当母乳的温度达到人体的正常温度（37℃）左右即可。千万注意不能将冷冻的母乳放在微波炉里解冻，因为高温加热会破坏母乳中的免疫成分，这样母乳的质量会大打折扣。其次，母乳最佳的饮用时间是在解冻后的 3 个小时内。解冻了但是未喝完的母乳，一定要在 24 小时内吃掉，别因为害怕浪费再重新将剩余的母乳放进冷柜里冰冻。

估计宝宝食量适量取用母乳

提醒各位妈妈，每次温奶前最好先评估宝宝所需的量，不要取出太多，避免母乳浪费。随着科学技术的不断发展，智能化的温奶设备也越来越多，有条件的话，妈妈可以合理选择温奶器进行加热。

42/

冷冻后的母乳有腥味，是变质了吗

很多母乳妈妈产假结束，没空亲喂，为了保证宝宝口粮不断，回归职场前特意冷冻了足量的母乳。可是冷冻了这么久，很多妈妈会担心冷冻的母乳到底好不好呢？因为把冷冻起来的奶水拿出来解冻后，有腥味，气味也怪怪的，宝宝不爱喝，而且还吐奶，是不是放坏了啊？怎么判断冷冻的母乳是不是变质了？

首先，母乳冷冻到底好不好

原则上来说，母乳既不要冷藏，更不要冷冻，让宝宝直接吃妈妈新鲜的母乳是最有意义的，也是最卫生、最有营养的。但是现实生活中确实存在很多无奈，比如很多职业妈妈面临要重返职场工作的问题，回家送奶又不方便，只能提前把母乳储备起来，以供上班后给宝宝吃；还有些产妇的乳汁特别充足，为了能让宝宝吃到更多的初乳，妈妈在哺乳初期就把多余的乳汁挤出来，储存起来，留给宝宝日后再吃。

虽然冷冻母乳与新鲜母乳相比会有一股腥味，但是冷冻后母乳的营养肯定是还在的。只是在冷冻、解冻的过程中分子结构变化比较大，营养会略有损失。但是只要整个过程能够避免细菌感染，冷冻母乳对宝宝是没有什么影响的。所以说，冷冻母乳依然有营养。

如何避免冷冻母乳产生腥味呢

回答这个问题之前，我们先要知道腥味从何而来呢？其实母乳刚挤出来没有奶腥味，但冷冻后就有奶腥味，这是正常现象。冷冻母乳的腥味主要是妈妈储存乳汁的时候，无法完全排空储奶袋中的空气，在完全冷冻之前，乳汁中的一种脂肪酶还在继续分解脂肪导致的。这是完全无害的，并不是变质了。不过，这确实会导致一些宝宝不喜欢的气味产生。

如果你的乳汁会变腥，导致宝宝不喝，可以用这种方法来避免：挤出来后先将乳汁隔水加热（不用加热到沸腾，加热到容器边缘轻微冒泡即可），这样可以降低脂肪酶的活性，然后再存放。加热后再冷冻的母乳仍然比配方奶粉更有营养、更健康。

如何判断冷冻的母乳是否变质了

冷冻母乳前，未将储奶袋中的空气排尽，可能会促进污染菌生长，但并不一定会导致母乳变质。解冻母乳时，可先将冷冻母乳放在冰箱冷藏室内解冻，再用温水温热。如果饮用前出现酸味、凝块、沉淀之类的现象，那么母乳可能变质了，就不要再给婴儿哺喂了。

43/

乳汁的颜色有异，还能吃吗

有时，妈妈可能会发现乳汁的颜色和平时不太一样，这些不同颜色的乳汁一般是什么原因引起的，宝宝还能不能继续食用呢？

红色或红橙色

可能妈妈摄入了有颜色的饮料或食物，一些蔬菜类，如甜菜也会造成此现象。此时可暂停喂宝宝这样的母乳。

黑色

可能是服用一些抗生素所造成的。此时最好暂停喂宝宝这样的母乳。

黄色

可能是近期服用了维生素，此时的乳汁是可以给宝宝喂食的。

绿色或有血色

可能是食用海草、海藻类及大量的绿色蔬菜的缘故。如果乳汁中有血，妈妈可以回忆一下是否因为挤奶过程不当而造成出血。或者观察一下乳头是否受伤，可能因为之前宝宝吸吮过程中，因姿势不正确造成乳头牵扯受伤而挤出有血的母乳，此时的乳汁也是可以给宝宝喂食的。

44/

哺乳时妈妈乳头很疼，是因为宝宝舌系带过紧导致的吗

　　哺乳时乳头疼痛是早期母乳喂养最常见的问题，大约72%的疼痛是喂养体位和宝宝含接吸吮方式不正确导致，23%的情况可能是宝宝舌系带过紧所致，另有大约5%的疼痛是因为妈妈产奶量过多无法及时有效移出。那么发生哺乳时乳头疼痛的话，妈妈应如何应对呢？

首先，妈妈应该判断宝宝含乳是否正确

　　含接的正确部位是乳晕，宝宝嘴巴要张得很大，口角角度大于100°，嘴唇外翻吸附在乳晕上，舌头裹住妈妈乳头，将乳头稳定在上颚软硬颚交接处。当看到宝宝的嘴唇向外凸出就像鱼嘴一样，说明嘴乳含接正确。宝宝真正吸吮的部位是乳晕而非乳头，哺乳过程中乳头是会不痛的，只会在含接初期有些异样的感觉，哺乳后乳头也是不会变形的。

如果看到宝宝的两面颊向口腔内回缩，就说明宝宝的含接姿势不正确。一旦发现宝宝的含乳方式不对，应该及时断开含接，重新尝试，而不是强忍疼痛继续哺喂。

另外，新妈妈还要检查宝宝有没有吮吸自己的下唇。妈妈通过牵拉下唇即可检查出宝宝是否在吸吮他自己的下唇和舌头。

其次，检查一下宝宝舌系带

舌系带是位于舌底连接口底与舌的黏膜，正常情况下，宝宝舌尖伸出能超过下颌牙龈。舌系带短的话则限制了舌体自由前伸和上抬的功能，此时宝宝通常只能含住乳头而非乳晕，吮吸时挤压乳头，使乳头发生变形和疼痛。在舌系带过紧的宝宝中，大约有 $25\%\sim44\%$ 的宝宝会发生哺乳困难，导致妈妈乳头疼痛，乳量供应不足，宝宝体重增长不良和早期离乳。

如果妈妈发现宝宝舌系带限制了其舌尖到达下颌牙龈和上抬，或舌尖端呈"V"或心型，哺乳时乳头疼痛，纠正含接方式后仍不能缓解，应考虑舌系带是否过紧。可以带宝宝到儿童口腔专科就诊，听取医生的建议。一般大多数的舌系带过紧均可以通过舌系带切开术治疗，术后舌运动自然纠正。

最后，看乳汁是否流速过快

乳汁流速过快时，宝宝为了控制母乳流速而咬住乳头发生乳头疼痛，这是宝宝的自然反应。建议妈妈避免在乳房过度充盈时给宝宝哺乳，哺乳前可以先挤掉一些乳汁再进行。流速慢时，长时间无效吸吮也会导致乳头疼痛，建议妈妈尝试增加哺乳频率，缩短哺乳时间间隔。

45/

两次吸出的母乳可以合并储存吗

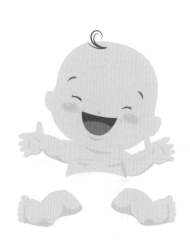

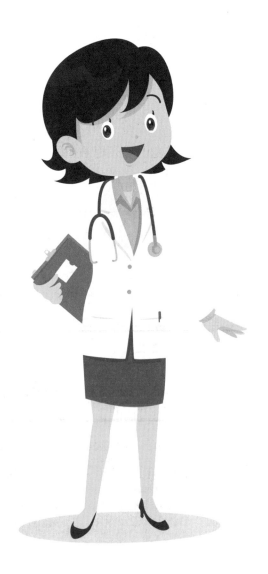

有的背奶妈妈说自己的母乳比较少，一次只能吸 30~40 毫升，有时候连 30 毫升都没有，就感觉一次用一个储奶袋有点浪费，因为这么少的奶量，每次一袋无法满足孩子的食量。那么是不是可以把第一次吸出来的奶放冰箱里冷藏两三个小时之后，再跟第二次吸出来的奶合起来储存？实际上，如果两次吸奶时间间隔不是太长，完全可以合并存放。但是操作时，都要注意哪些问题呢？

单次母乳及时冷藏

如果每次的吸奶量不多，可以尝试将同一天不同时间吸出来的母乳合并储存，但是单次吸出的母乳一定要及时低温储存。

混入冷藏的母乳

如果要将新鲜母乳混入冷藏的母乳，可将刚挤出的母乳，先放在冰箱冷藏后，再与之前已冷藏的母乳混合保存。但是要保证 24 小时内将母乳及时喂养给宝宝。

混入冷冻的母乳

如果要将新鲜母乳混入已结冰的母乳内，则可先将刚挤出的母乳冷藏约 1 小时后再加进去，然后放回冰格内，但加进去的冷藏母乳的量必须少于已结冰的母乳量。例如 60 毫升已结冰的母乳中可混入 30 毫升冷藏母乳，以免令已结冰的母乳溶解。如已结冰的母乳溶解了，便需尽快饮用，不可再次冷冻。

另外，虽然不同时间段吸出的母乳可以合并储存，但是建议妈妈们在条件允许的情况下，还是应该尽量分开保存。

46/

母乳中断了，
还能"追奶"成功吗

一些哺乳妈妈因为种种原因暂时中断了母乳喂养，但是期间也没有坚持排乳，导致奶量减少，最终母乳喂养彻底中断；也有一些妈妈在暂时停乳期间坚持吸奶保持乳房泌乳，但是婴儿通过奶瓶喂养后出现乳头混淆的现象，导致恢复母乳喂养不顺利，最终也导致母乳喂养彻底中断。这对于婴儿来说，是非常残酷的事情。那么母乳中断后，如何轻松重新启动母乳喂养呢？

"挂喂"给宝宝建立安全感

要把孩子整天挂在身上或是抱在怀里，让孩子跟妈妈多进行肌肤接触，以找回失去的熟悉的感觉——熟悉的妈妈的心跳声、妈妈特有的气味、吸吮母乳时的满足感。

循序渐进减少奶粉的量

不能突然给宝宝停掉奶粉，要循序渐进逐渐减少奶粉的量，增加孩子吸吮乳房的频率。

不可盲目采取饥饿法

对于顽固的小家伙，不可以采取简单粗暴的饥饿办法"对付他"，宝宝饿的时候是没有耐心费力去吸吮母乳的。妈妈应该在他情绪稳定的时候，再尽可能多地进行母乳喂养。

采用护乳头罩

宝宝如果很难接受乳房，可以暂且在乳房上用一个护乳头罩，以吸引宝宝通过乳房吃奶。如果宝宝接受了乳房吃奶，要尽快把护乳头罩去掉。

妈妈勤补汤水

因为奶量少，哺乳妈妈必须多喝汤水，每天喝6~8大杯白开水。喂奶前哺乳妈妈喝一杯热水、热汤或热果汁，温敷乳房10~15分钟，这样可以使奶水快速流动起来。在宝宝吃一侧乳房的同时，温敷另一侧的乳房，吃完一侧，再吃另一侧。

妈妈情绪要稳定

宝宝熟悉了吃奶很省力的奶瓶，再让他接受乳房，必定会不乐意，此时宝宝表达情绪最好的办法就是大声哭泣。此时，没有耐心的妈妈会急躁，这是要不得的，因为急躁的情绪不止会影响乳房泌乳，还会把情绪传染给孩子，孩子会哭得更厉害。此时妈妈应该尽可能平复内心焦急的情绪，及时安抚宝宝才是。

47/

宝宝 6 个月后，母乳就没有营养了吗

"你的奶水已经没有营养了""加点奶粉吧"这样的话估计很多母乳妈妈都曾经听过或者正在听着。遇到这样的问题，一次两次我们还能应付，但是如果说的人多了，周围的压力越来越大，最后连我们自己也开始怀疑自己了，那么是不是真的没有营养了？是不是真的应该加点奶粉了？

母乳是新生儿最佳的食物

"6 个月后的母乳就没有营养了"，这恐怕是对母乳最普遍的误解之一，是没有科学根据的误传。母乳是保障人类婴儿营养的最佳物质，绝大多数妇女可以产生有足够营养元素的乳汁。极度营养不良的妇女，在其自身体质指数（BMI）低的情况下（BMI < 18），奶水的质量才会受到影响。正常情况下，新生儿从出生到 6 个月，完全依靠母乳喂养就能够得到其成长所需的全部营养，不必添加任何辅助食品，包括水，除非孩子腹泻或出汗较多时，可给予适量的水。

母乳的营养成分会自动调节

之所以有很多人觉得母乳慢慢变得没有营养了，是因为大家发现，

随着孩子越来越大，妈妈的母乳似乎变得越来越"稀"了，有时候甚至像水一样清，不像宝宝刚刚出生时的初乳那样，这是不是说明母乳变得越来越没有营养了？

其实，在母乳喂养的不同阶段，从婴儿刚出生时的初乳，到过度乳，再到成熟乳，母乳的成分均有所不同。甚至在每次喂奶过程中，乳汁成分也有前奶和后奶之分。前奶较稀薄，含水分、矿物质和蛋白质较多，比较解渴，脂肪和卡路里不高；后奶富含脂肪、乳糖和其他营养素，可提供热量，使宝宝有饱腹感。这就是母乳的神奇之处，母亲的身体会自动调节母乳的成分以满足婴儿需要。

母乳的营养最科学

专家表示，随着哺乳月份的不同母乳中营养成分的变化，并没有明显规律性。6个月后与6个月前的母乳相比，其所含蛋白质、脂肪和乳糖的变化非常细微，可以忽略不计。但母乳所提供的各种营养素的量占宝宝身体发育需要量的百分比会有所不同。因为随着婴儿生长，身体需要的各种营养素的量也在增加。

另外，母乳中免疫物质在不同的时间段也不同，这取决于母亲自己曾暴露于哪些抗原物质。而且国内外相关研究和数据统计中，也都没有关于宝宝6个月后母乳就没营养的理论依据。所以，母乳妈妈们要记住：母乳就像是妈妈为宝宝"私家定制"的高级食品，它能够精准地随着宝宝的需求调节各种营养的比例结构，绝对比市售的一二三段奶粉科学得多。

满 6 月龄的宝宝可以添加辅食

然而，6 个月之后的宝宝对能量和营养元素的需求仅靠母乳已经无法满足。比如铁，在妈妈怀孕期间，胎儿会在体内积累一部分铁。婴儿出生后，随着他们不断长大，在宝宝 6 个月左右的时候，体内储存的铁质已经基本用完，而且这一阶段的宝宝对于铁的需求量又有所增大，所以家长要适时引入一些辅食，来保证宝宝摄入足量的铁质。

同时，满 6 个月的宝宝，胃肠道等消化器官已相对发育完善，可消化母乳或配方奶粉以外的多样化食物。而且此月龄的宝宝口腔运动功能、味觉、嗅觉、触觉等感知觉，以及心理、认知等行为能力也已准备好接受新的食物。

联合国儿童基金会和世界卫生组织（WHO）一致推荐 6 个月之后继续母乳喂养的同时应该适量添加辅食。因为在这一阶段添加辅食不仅能满足婴儿的营养需求，也能满足其心理需求，并促进其感知觉、心理及认知和行为能力的发展。

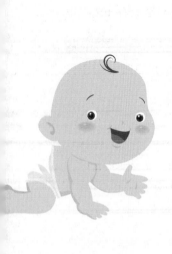
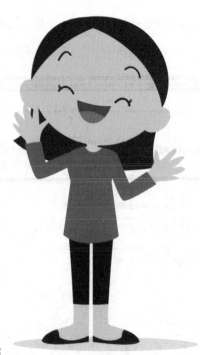

48/

奶水看起来比较油、比较黄，才算有营养吗

很多妈妈在给孩子进行哺乳的时候，总感觉自己的奶水颜色太淡，只比白开水颜色重一点，所以就特别担心奶水的营养不够，无法满足宝宝的营养所需，一度想要放弃母乳喂养。而有的妈妈觉得自己的奶水偏黄，就认为自己的奶水营养丰富。那么，到底如何判断母乳是否有营养呢，要看起来比较油、比较黄吗?

母乳分阶段

其实，乳汁分泌的过程分不同阶段，每一阶段都有各自的营养特点。第一个阶段的母乳含有足量的矿物质，被人们称为"灰奶"；宝宝吸吮一会儿后，进入第二阶段，这个阶段的奶水偏白，因为蛋白质和碳水化合物含量增多。最后的阶段为后奶，奶色白而稠，含有大量的脂肪。

不同颜色的母乳均有营养

正常情况下，如果没有服用药物，无论妈妈的奶水是什么颜色，它都是有营养的，即使颜色浅的奶水，也是营养丰富的。只不过因为奶水中的脂肪含量偏少，奶水颜色才会比较淡。

一般正常情况下，前奶的颜色较淡，是宝宝在吸吮中先吸出来的那一部分奶水。这部分奶水中脂肪含量低，含有大量的蛋白质、维生素、矿物质和水分，其中以水分为主，因此看上去颜色比较淡，奶水偏稀薄。待宝宝吃到最后，流出的奶水就是后奶，此时奶水中脂肪含量丰富，所以和前奶相比较，看起来比较浓稠，且颜色呈乳白色。

往往有些婴儿吃奶的时间太短，吃完了前奶，却没吃到后奶，所以摄取的脂肪含量会比较少，宝宝的体型也就偏瘦。所以，妈妈在给孩子喂奶的过程中，要尽量延长喂奶的时间，尽量让宝宝吃到后奶，从而增加宝宝对能量和脂肪的摄入量。

膳食与母乳营养

哺乳期的膳食调配以含有优质蛋白质、钙、锌、铁、碘和 B 族维生素的食物为主，并要注意各营养素之间搭配比例。

1. 注意钙和维生素 D 的摄入

如果乳母缺钙，为保证乳汁中钙含量的恒定，就要动用乳母本身的骨钙，会造成乳母骨软化、骨质疏松、腰腿疼痛等。

2. 注意补充维生素

母乳中的水溶性维生素如维生素 B_1、维生素 B_2、维生素 C，脂溶性维生素 A 等，可因乳母膳食中这些营养素含量的变化而改变。因此，妈妈在日常膳食中要注意合理补充。

3. 增加摄入优质脂肪

调查显示，中国妈妈乳汁中的钙含量低，脂肪含量、锌和 DHA 含量偏少，应适量增加食用油、坚果、黄油、动物脂肪、海鱼等。

49/

宝宝总是咬乳头怎么办

有的妈妈可能发现宝宝刚冒了两颗门牙出来，给他喂奶时总要冷不丁地咬妈妈乳头，严重的会给妈妈咬出血，有的妈妈都恐惧喂奶了。其实咬乳头现象大多出现在宝宝 4~7 个月之间，是很多母乳妈妈的一大痛点。那么被咬了怎么办呢？

如何安全拔出乳头

1. 被咬了不要过度反应，强拽乳头

妈妈的大喊大叫会让宝宝以为你在跟他玩游戏，于是继续咬你，等着看你大喊"哎哟"；有的宝宝会被妈妈突然的尖叫声吓到，甚至不愿意喝奶；硬拽乳头时，宝宝会咬得更紧，乳头很容易受伤。

2. 掌握技巧让宝宝自然张嘴

将宝宝紧紧搂向胸口，用胸部堵住他的鼻子。当他觉得呼吸有点儿不舒服时，自然会张开嘴巴。此时，妈妈即可安全救出乳头了。

3. 注意表达抗议

用严肃的表情，坚定的语气告诉宝宝："不能咬妈妈，妈妈会痛！"

对于大一点的宝宝，妈妈可以暂停喂奶几分钟，让他知道咬妈妈和不能喝奶是相关的。

观察宝宝咬乳头动机及时预防

1. 牙痒痒

长牙期，有些宝宝会偶尔使劲咬乳头，想让牙龈在喝奶时感到舒服些。这个阶段，妈妈可在喂奶前先用冷牙胶、冷毛巾等给宝宝咬一咬，舒缓宝宝的不适。

另外，咬乳头比较频繁的这段时间，妈妈喂奶时可以放根手指在宝宝嘴边，一感觉到宝宝开始收紧牙关，就立即把手指插入宝宝牙龈之间，指尖弯曲勾住乳头，保护乳头不受挤压。

2. 求关注

如果妈妈喂奶时看电视、玩手机、聊天，宝宝可能会咬你一口提醒你关注他。喂奶时多和宝宝进行眼神交流、身体接触，或者轻声跟他说话。

3. 饭前太饿

饿过头了或者乳汁流出太慢，宝宝也会咬乳头以示不满。妈妈们可以增加喂奶的频率，并注意让宝宝做到有效吸吮，以确保乳汁通畅。

4. 饭后娱乐

大多数宝宝是在吃饱后开始咬乳头的。快结束喂奶时，妈妈可以留心宝宝发出的吃饱信号，比如吸奶速度变慢、强度减弱时，及时中断喂奶，玩点游戏转移宝宝注意力。

50/

宝宝总是吃一边乳房，"大小奶"了怎么办

哺乳期有的妈妈奶水非常多，宝宝吃一边的乳房就饱了，新手妈妈们如果没有提前采取预防措施，最后经常被吃的一边乳房会慢慢变大，而不经常被吃的一边乳房就慢慢缩小了，妈妈们就出现了"大小奶"的情况。有的妈妈就开始担心将来宝宝离乳后"大小奶"的情况恢复不了怎么办？

增加小乳房的排奶

哺乳时，先让宝宝吸吮小乳房一侧。当宝宝把小乳房一侧吸空了以后，再换较大的那一侧乳房继续哺喂。哺乳后，还要增加挤奶的频率，一次排乳10分钟左右。

小乳房不要用延长喂奶间隔的方法攒积奶水，这样不仅不会增加乳汁分泌，还会使乳汁越来越少，因此一定要让宝宝多吸吮。

乳房大的一侧，除了让宝宝正常吸吮外，应注意减少额外挤奶。胀奶严重时，再少量排出一点，逐渐减少泌乳量，让两边乳房快速达到平衡。

在宝宝迷糊时先喂小乳房

如果宝宝不接受小乳房，可以尝试在宝宝迷糊的时候喂，这时候宝宝一般不会过于抵触。当然，这种方法不建议长期使用。

注意换边喂奶

如果宝宝每次只吃一边乳房就饱了，那么妈妈下次喂奶时要记得换另一边，两边乳房轮换吃。如果没被及时吸吮的那一边乳房奶水很多，要用吸奶器吸出来。

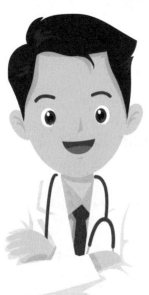

调整哺乳姿势

宝宝只吃一侧乳房，可能是因为身体不舒服，或者是吃另一侧时的哺乳姿势令宝宝不舒适。这时候妈妈可以换一种哺乳姿势，做一下调整。

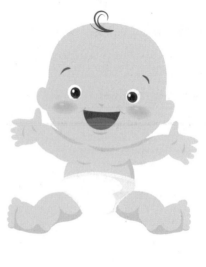

51/

哪些情况下不宜母乳喂养

有的妈妈坚信只有母乳喂养才是最有利于宝宝生长发育的方式。当然，在正常情况下，母乳确实是宝宝最好的食物。但是，在一些特殊情况下，母乳喂养反而不适合宝宝。人工喂养却能在这时弥补母乳喂养的缺陷，妈妈们也不必对人工喂养抱有偏见，而是要根据实际情况选择最适合宝宝的喂养方式。那么哪些情况下不宜进行母乳喂养，只能用婴幼儿配方奶粉进行人工喂养呢？

婴儿患某些代谢性疾病或者属于早产儿

1. 患半乳糖血症的宝宝

半乳糖血症是先天性的酶缺乏症，患有半乳糖血症的宝宝，不能很好地代谢母乳和普通配方奶粉中的半乳糖，而生成有毒的物质，出现呕吐、腹泻、体重不增加、黄疸、低血糖、蛋白尿等症状。所以对于这类宝宝，要用不含半乳糖的特殊配方奶粉进行喂养。

2. 患苯丙酮尿症的宝宝

苯丙酮尿症是一种常见的氨基酸代谢病。患有苯丙酮尿症的宝宝由于不能很好地代谢苯丙氨酸，从而造成苯丙氨酸在体内堆积，影响智力发育。母乳和普通食物中都含有较高的苯丙氨酸，所以要给宝宝买专供苯丙酮尿症婴儿食用的奶粉。等宝宝可以添加辅食后应以淀粉类、蔬菜、水果等低蛋白食物为主。

3. 乳糖不耐受的宝宝

因为乳糖不耐受的宝宝体内乳糖酶分泌少，不能完全消化分解母乳或普通配方奶粉中的乳糖，容易引起腹泻。对于这类宝宝，如果腹泻次数不多，不影响其生长发育的情况下，可继续母乳喂养，并且适量给宝宝补充乳糖酶。如果腹泻次数较多，对生长发育造成影响时，要采用深度水解配方奶粉进行人工喂养。待腹泻停止后再根据情况，逐渐增加母乳喂养量，或采用母乳和深度水解配方奶粉混合喂养，同时也要注意补充乳糖酶。

4. 患枫糖尿症的宝宝

枫糖尿症是一种常染色体隐性遗传性代谢病。患有此病的宝宝会存在智能发育障碍和其他神经相关症状。枫糖尿症患儿需要严格控制蛋白质的摄入，而母乳中的蛋白质含量很高，因此不能喂给宝宝。对于这类宝宝，应选择蛋白质含量较低的食物，如米粉、特制奶粉等进行喂养。

5. 早产儿

有些妈妈因为早产，产后最初几天还没分泌母乳。所以要先给早产宝宝进行人工喂养。由于早产宝宝需要的热量和营养素的量不同于普通宝宝，妈妈应先给宝宝喂养专门的早产儿奶粉，等母乳分泌后根据情况再改用母乳喂养。母乳正常分泌前，要等早产儿体重发育正常后才可以为宝宝更换成普通的配方奶粉。

母亲患传染性疾病

乳母患有某些传染性疾病，尤其是病毒性传染病，病毒会通过乳腺分泌进入乳汁而被婴儿摄入，导致病原通过乳汁途径发生母婴传播。比如母亲感染 HIV 和 HTLV-1（Human Lymphotropic Virus）时不能母乳喂养。但是若感染了其他病毒，比如妈妈感染巨细胞病毒，如果婴儿是健康足月儿，完全可以母乳喂养。对于单纯疱疹病毒、带状疱疹病毒感染，如果疱疹发生在乳头、乳晕处，只需要暂停母乳喂养，痊愈后可继续母乳喂养。如果妈妈患上急性结核病，在接受治疗14天后，可以进行母乳喂养。

母亲因各种原因摄入药物

乳母因某些疾病治疗时服用药物或化学物质，比如抗抑郁、抗癫痫药物都会损害婴儿健康。比如妈妈接受诊断性或治疗性的放射性同位素时或者暴露在有放射活性的物质时，以及滥用毒品的妈妈，均不宜进行母乳喂养。

乳汁分泌不足

虽然乳母没有患病或者摄入某些有安全隐患的药物，但是经过专业人员指导和各种努力后，仍然不能分泌足够的乳汁来满足宝宝营养需要的妈妈，可以不必追求纯母乳喂养。但是部分哺乳喂养对宝宝也是十分必要的，在这种情况下，妈妈可以考虑混合喂养。

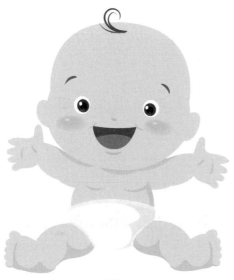

52/

哺乳期拔牙，
会对宝宝有危害吗

怀孕时，准妈妈们担心治疗牙齿不适会对胎儿不好，而一直忍受着牙痛的折磨。经过辛苦的十月怀胎，宝宝出生后，妈妈们又担心哺乳期治疗牙齿也会对宝宝不好，因此，一切为了孩子的妈妈们又会忍耐熬过漫长的哺乳期。事实上，绝大多数的牙科治疗不会对哺乳期的宝宝造成不良影响。

哺乳期妈妈们所担心的问题，不管是能否拔牙、能否补牙，还是能否镶牙，归根结底就是担心这些牙科治疗过程中使用的麻药、牙科治疗材料和消炎药会不会通过乳汁影响宝宝的正常生长发育。

不含肾上腺素的局部麻醉药利多卡因

对正常患者来说，拔牙的时候，我们多会选用含有肾上腺素的利多卡因进行局部麻醉，因为肾上腺素具有血管收缩的作用，可以减少手术部位出血，进而使术野清楚，便于操作。此外，肾上腺素还可以延缓麻药吸收，延长麻醉时间。但由于肾上腺素可能会使敏感的宝宝出现烦躁、爱哭闹的表现。因此哺乳期的妈妈在牙科治疗中要使用不含肾上腺素的利多卡因进行局部麻醉，术后才可继续安全地对宝宝进行母乳喂养。因此，需要拔牙的妈妈们，一定要记得提前告知牙医，自己正处于哺乳期。

牙科治疗材料

目前补牙的材料主要是复合树脂，在某些地区，可能还是以银汞合金为主，假牙的材料主要有烤瓷牙、全瓷牙和铸造合金。这些材料的溶解度都是极低的，可以进入人体的成分都是极少的，再经过肝脏的过滤、消化道和肾脏的排泄，能够进入乳汁的成分是完全可以忽略不计的。

消炎药

牙科中有些消炎药确实会对宝宝造成不良影响，比如四环素，其对牙和骨骼有亲和性，在牙齿发育期应用四环素可导致药物在牙龈组织和骨组织中沉积，形成变色的四环素牙。但是另有一些消炎药比如阿奇霉素、克拉霉素、头孢氨苄、头孢拉定、青霉素，以及红霉素等抗生素均不不会产生以上不良影响。

因此，哺乳期妈妈们可以进行补牙、镶牙、拔牙、洗牙、种植牙等绝大多数常规的牙科治疗。值得注意的是，在开始治疗牙齿前，妈妈们要告知牙医正处于哺乳期，以便牙医选用不会伤害宝宝的药物和材料。

53/

哪些情况下，即使生病也并不妨碍母乳喂养呢

哺乳期妈妈昼夜都要照顾宝宝吃奶，自己休息不足，所以很容易生病。虽然小心再小心，但是中招生病还是在所难免。很多妈妈生了病宁愿扛着也不吃药，害怕药物会进入乳汁，影响孩子的健康。妈妈生病了，并不一定要停止母乳喂养。那么，哪些情况下并不妨碍母乳喂养呢?

腹泻、感冒等普通疾病

妈妈发生胃肠道、泌尿生殖系统感染时，病菌并不会进入血液，更不会影响到乳汁，所以不用担心。此外，妈妈在以下三种感冒的情况下也是可以哺乳的。

1. 哺乳期轻度感冒

仅有轻度咳嗽及流涕、喷嚏等较轻的症状，一般来讲不需要用药。这个时候可以在戴口罩的情况下继续哺乳。宝宝一出生就自带了较强的免疫力，所以一般是不需要过于担心宝宝会与母乳妈妈同时染病的。此时妈妈尽量多喝水，补充水分即可。

2. 哺乳期风寒感冒

不仅有轻度感冒的症状而且还带有怕冷、发烧、头痛、流清鼻涕、喉痒、咳嗽、痰多清稀等症状。这样的感冒多是自限性疾病，如果症

状不严重，妈妈们也不用担心，可以继续哺乳，感冒几天就自愈了。在此期间，妈妈们要多注意休养，饮食上也要多注意，多喝点热汤、姜汤之类的热性食物，也可以适当吃一些维生素C片，以增加机体的抵抗力。但如果妈妈感冒时持续高烧，那就得特别注意了，这个时候需要暂停哺乳。

3. 哺乳期病毒性感冒

如果母乳妈妈除了有上述提到的症状，还有浑身疼痛等一些病毒性感冒的症状时，最好不要吃西药，因为大量的实验研究证明，西药对宝宝的发育有一定的致畸、致癌、致低能的风险。因此，如果想用药物来缓解感冒，妈妈们可服用一些中成药，如双黄连口服液、穿心莲口服液、感冒清热颗粒、板蓝根冲剂、维生素C泡腾片、维C银翘片、感冒冲剂等，这些药都不会对乳汁的质量有太大影响，但是妈妈们还是要咨询医生之后才能吃。

肝炎

患有乙型肝炎的妈妈总是担心病毒会通过乳汁传染宝宝，为了孩子健康，往往在怀孕初期就已经放弃了母乳喂养的打算。事实上，如果妈妈患有乙型肝炎，在宝宝出生后24小时内，医生会为其注射乙肝免疫球蛋白，所有出生体重超过2千克的宝宝都会注射乙肝疫苗。即使是刚出生的宝宝，还没有注射乙肝疫苗的时候，妈妈也是可以哺乳的，只要确保正确哺乳，避免乳头、乳晕受伤即可安心。那么患有乙肝大三阳的妈妈在母乳喂养时应该注意哪些事项呢？

1. 做好哺乳前准备

母乳喂养的妈妈们一定要用洗手液或肥皂在流水下洗手2~3次，再用干净的毛巾擦干。并将干净的毛巾泡在热水中几分钟后取出，轻轻擦拭乳头及整个乳房，最后再给宝宝哺乳。

2. 哺乳后清洁

哺乳之后，妈妈们首先要用准备好漱口的温水给宝宝漱口，然后擦拭干净其嘴巴和双手，最后再擦拭乳房。

3. 避免乳头破溃

如果乳头有破溃出血，或者是在哺乳的过程中宝宝把乳头咬破而留有伤口时应停止哺乳，等伤口恢复了再给宝宝哺乳，以免伤口上流出带乙肝病毒的血液从乳汁中进入宝宝的体内。

4. 避免宝宝消化系统有破损时哺喂

如果宝宝的口腔、咽喉、食道、胃肠黏膜有溃疡或者破损时，母乳中的乙肝病毒也会进入宝宝的血液循环，此时就有极大的可能诱发宝宝感染病毒。若出现以上症状，均需要等到其口腔及黏膜恢复之后再进行母乳喂养。因为乳汁中也携带有少量的乙肝病毒，以防通过血液传播给宝宝。

5. 避免口对口喂食

患有乙肝的妈妈的唾液中携带有乙肝病毒，故产妇不可口对口给宝宝喂食，特别是口腔有溃破的伤口时。需要注意与宝宝保持一定距离。

6. 日常用品注意隔离

宝宝和妈妈的日常生活用品均要隔离开。如手巾、脸盆、澡盆、杯子都应该独立使用，吃饭的碗筷、洗衣服的肥皂等最好都分开。

7. 及时注射疫苗并检查抗体。

宝宝出生后应按规定注射乙肝疫苗，更好地预防感染乙肝病毒的可能性。同时要随时检查宝宝体内是否具有表面抗体，如果其表面抗体呈阴性，则提示婴儿缺乏保护性抗体，应再次接种疫苗。

8. 妈妈积极体检，配合治疗

妈妈们也要定期做相关检查，积极配合医生治疗，并在医生的科学指导下安全哺乳。

水痘和单纯疱疹

这些疾病并不会影响乳汁，通常不需要停止母乳，但是要注意避免让宝宝接触到患处。而且就像感冒一样，妈妈自身会有针对性地产生抗体，抗体可以通过乳汁传递给宝宝。由于产生抗体需要时间，如果妈妈在生产前5天到产后2天期间出现水痘，刚出生的宝宝则需要接受水痘免疫球蛋白接种。如果宝宝没有症状，需要跟妈妈隔离，直到妈妈的水痘结痂干燥不再具有传染性。隔离期间只要妈妈的乳房和手上没有长水痘，就可以把乳汁挤出来喂给宝宝。如果宝宝和妈妈都有症状，则两者均需要被隔离，但也还是可以用奶瓶哺喂母乳的。

糖尿病

乳汁中的乳糖含量是固定的。母亲分泌乳汁的时候，通过自身的调节，会使乳汁中的乳糖含量保持在一定的范围内，母亲本身的血糖并不会影响乳汁中的乳糖含量。因此，糖尿病妈妈给孩子喂奶并不会导致孩子也患上糖尿病。但是在哺乳期间，妈妈们要注意补充营养，保证自己体内的葡萄糖含量足够的同时，还要控制胰岛素，防止自身的血糖含量增加，导致糖尿病加重。对于使用口服降血糖药物的妈妈，则需要根据具体的药物种类，在医生的指导下谨慎使用。在母乳喂养的同时，要密切监测妈妈和宝宝的血糖变化。

另外，糖尿病患者易于感染，特别是哺乳期发生乳房胀痛、乳管阻塞时，应及时排空乳房以免发生乳腺炎。妈妈还要注意休息，适当进行乳房热敷，如有需要可口服抗生素治疗。由于糖尿病病人的阴道分泌物中葡萄糖含量高，阴道易有念珠菌感染的现象，应保持乳头干燥以防引起乳头感染。如发生念珠菌感染，母亲和婴儿应同时用药。

54/

哺乳期来月经了，
还能继续母乳喂养吗

有的妈妈产后很早就来月经了，担心会不会影响母乳的营养，还能不能继续母乳喂养。其实，这种担心大可不必。

产后恢复月经的时间因人而异

女性产后，来月经的时间因人而异，有早有晚。有些妈妈哺乳期间不会有月经，有些则在产后几个月就恢复月经了，这都是正常的。与产后是否哺乳、哺乳时间的长短、产妇的年龄及卵巢功能的恢复能力都有一定的关系。现代社会很多女性都是"职场妈妈"，当度过 4 个月左右的产假后就需要重返工作岗位。此时如果做不到频繁挤奶，或者宝宝开始进食其他添加物，或者以前夜间吃奶的孩子突然开始睡整夜觉时，随着宝宝的吸吮频率降低，母亲体内的激素水平也会受到影响，无论是否先行排卵，月经都有可能恢复。此时让很多妈妈困惑的问题，就是哺乳期来月经的妈妈能否继续母乳喂养呢？

月经并不会影响母乳喂养

我们知道，月经和泌乳反射都需要多种激素相互作用。但月经和泌乳是在激素调控下的两大主要器官（子宫和乳房）各自独立的功能。二者的功能互不干扰，当然月经期间也绝对不会导致奶水被污染或染毒。只是月经确实会影响母乳的质量。乳汁中所含蛋白质及脂肪的含量会稍有变化，比如蛋白质的含量可能偏高而脂肪的含量可能偏低些，其他成分则没有太大的变化。对大部分宝宝而言，这种乳汁一般没有什么明显的影响，但是对某些胃肠道功能较弱的宝宝来说，可能会影响他们的消化吸收，出现消化不良的症状，比如排便次数增多、大便中奶瓣增多等。但妈妈们不必担心，这只是暂时的现象，对宝宝身体健康并无太大害处。

月经过后，随着孕激素和雌激素水平的恢复，母乳的质和量就会自然而然地恢复正常。而且母体排出的经血是其身体激素水平变化后引起的自然的生理现象，此时坚持母乳喂养，对妈妈是没有任何不良影响的，只需要加强营养、均衡饮食即可。所以，妈妈来月经期间，母乳的安全性完全没有问题，妈妈们大可放心，千万不能因此断奶。

来月经的哺乳期妈妈要注意避孕

但要提醒的是，一旦哺乳期来了月经，这时的妈妈就比较容易怀孕了，所以在夫妻生活时，应该采取必要的避孕措施，比如使用避孕套。最好避免口服避孕药和注射避孕针剂，里面均含有雌激素，服用后会降低乳汁分泌。

55/

哺乳期怀孕了，
能不能继续哺乳呢

近几年，随着母乳喂养的观念与好处逐渐受到推广，妈妈们尽可能延长了母乳喂养的食间，再加上若生育时间间隔较短，就很有可能面临妈妈怀了二宝，但1岁多的大宝还在喝母乳的情况。因此，许多哺乳期的妈妈，在得知怀孕的同时，就会出现许多疑问——怀着二宝，还可以哺喂大宝吗？可以兼顾二宝健康与大宝需求吗？会不会导致二胎营养不良？妈妈们会在断奶和持续哺乳之间犹豫挣扎。

专家表示，只要妈妈和宝宝双方都愿意可以继续母乳喂养。世界卫生组织（WHO）的资料显示，只要自己和宝宝愿意，大部分妈妈即使哺乳期怀孕，仍可以继续进行母乳喂养。事实上，乳汁是由乳房中的乳腺细胞产生的，血液会为其提供营养"原料"，只要妈妈的饮食和健康情况比较稳定，血液中的这些"原材料"的含量就不会发生大的变化，即使真的因为血液中提供的营养不充足，妈妈的身体也会动用骨骼、肌肉等组织中的成分来补上这个缺口。只有当妈妈出现营养不良时，乳汁和二宝才会出现营养供应不足的情况。而且，如果大宝超过 1 岁，食物来源增多，那么就更不用担心母乳无法满足大宝的营养需求了。同时也没有确切研究显示，二胎生产后初乳的分泌量或成分会因为妈妈孕期哺乳而减少，不用过于担心！

孕期哺乳的好处

此时母乳依然能够为宝宝提供充足的营养和免疫活性物质。有资料显示，孕期持续哺乳的妈妈，在喂养下一胎时奶水会来得比较快，乳腺的生理功能运行也比较顺畅。

到了怀孕中期，随着怀孕月份的增长，孕激素和雌激素的分泌增多，催乳素逐渐变少，奶水就会越来越少，味道也会发生变化，有些宝宝会因此自然离乳。

另外，医学上不建议孕期继续哺乳的情况通常是哺乳妈妈在怀孕期间出现不正常出血或宫缩，或者有早产史的妈妈，以及孕期体重一直没有增加的妈妈。也就是说，理论上孕期哺乳对大多数身体健康、营养充足的妈妈来说是可行的，并不会影响胎儿的发育。

另外，二胎妈妈们最担心的状况是，孕期哺乳产生的催乳素可能会刺激子宫收缩，引起早产。专家表示，这种概率很小。

孕期哺乳的注意事项

均衡饮食，多摄取营养丰富的食物与水分，是最重要、也是基本的。针对孕期哺乳的妈妈可能遇到的不适以及有关大宝的照料方面，提供以下建议供哺乳期孕妈妈参考。

1. 分散注意力

哺乳时，分散注意力，有助于舒缓乳头敏感，如边喂奶，边跟孩子说故事等。

2. 注意深呼吸

哺乳时，若感觉不舒服，请大宝暂停吸吮，妈妈可深呼吸放松。

3. 注意喂奶时机

不要在大宝很饿时哺乳，饥饿的大宝通常很难轻柔吸吮。

4. 调整喂奶姿势

当妈妈的肚子越来越大，将更难找到舒适的姿势哺喂大宝，侧躺式可能是最舒适的。

5. 注意给大宝补充营养

孕期哺乳的妈妈，如果大宝在1岁以下，务必在哺乳同时，提供大宝合适的营养来源，也可以通过尿量与体重观察，了解大宝是否得到足够营养。

妈妈要注意多补充叶酸

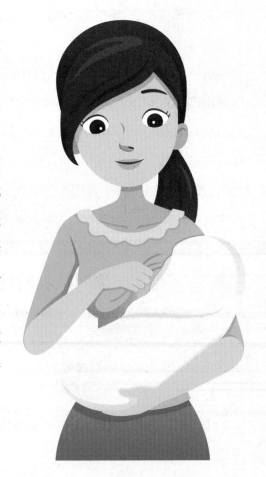

大家都知道叶酸对于预防胎儿神经管缺损的重要性，尤其是孕期哺乳的妈妈。在制造母乳的过程中，一部分叶酸会移转到母乳中，妈妈体内供给胎儿的叶酸含量就相对会减少，因此特别提醒二胎孕妈妈若在孕期哺乳，应补充的叶酸需多于非哺乳期孕妈妈。

56/

二胎奶水会比一胎少吗

二孩政策放开了，二胎妈妈逐渐增多。很多二胎妈妈年龄稍大，担心年龄会不会影响二胎的奶水产量；有的二胎妈妈一胎时没有意识到母乳喂养的重要性，二胎了想要给二宝最好的喂养，担心会不会受一胎影响，母乳也不够二宝吃；还有的妈妈认为自己在给大宝断奶时喝了回奶药，会不会影响二胎的母乳产量。实际上，所有二胎妈妈对母乳喂养的担心都是多余的。

一胎母乳喂养二胎奶水更充足

一胎进行母乳喂养的妈妈在二胎时母乳不会少。因为一胎时妈妈母乳喂养积累了很多经验，很多二胎妈妈在母乳喂养上会更有信心，二胎奶水量反而会很充足。而第一胎不进行哺乳喂养的妈妈，生二胎时母乳喂养的经验不足，可能在最初开奶的过程中不太容易满足宝宝需要而已，但坚持正确的母乳喂养方式，奶水会越来越多。

年龄不是母乳喂养的绊脚石

不论是一胎还是二胎，乳汁分泌的多少都会受许多因素影响，包括宝宝的吸吮频率和有效吸吮时间，哺乳期妈妈的营养状况、精神状态、睡眠状态和健康状态等，并不会单单因为妈妈年龄大而影响乳汁分泌。

促进泌乳并不难

产后只要妈妈注意及早开奶，并且注意正确的哺乳姿势，做到让宝宝吸得早、吸得久、吸得多；自身注意保持好心情，不要过于劳累，保证充足的睡眠和均衡的营养，就会使乳量增加。

57/

哺乳期妈妈只吃素，
宝宝会营养不良吗

哺乳期妈妈只吃素，也能为宝宝提供充足的营养。那么对于素食者妈妈来说，在可选择的食物很有限的情况下，要怎么轻松摄取丰富的营养呢？

蛋白质

蛋白质是人体生命活动的基础，能促进胶原蛋白的生成。胶原蛋白是动物组织中的主要结构蛋白，所以蛋白质对人体肌肉和组织的发展具有很重要的作用。豆制品完全可以像肉类、鱼虾类一样为人体提供优质蛋白质，哺乳期素食者妈妈每天至少应吃两份豆类食物。

各种维生素

哺乳期的妈妈需要摄取多种维生素，尤其是维生素 B_{12}，是唯一需要素食者妈妈必须额外补充的维生素。因为维生素 B_{12} 只存在于动

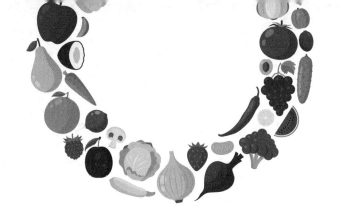

物性食物中，如果长时间吃素，不吃任何荤菜，就有可能会缺乏维生素 B_{12}。维生素 B_{12} 又被称为"营养神经"的维生素，如果严重缺乏，会引起精神不振、抑郁、记忆力下降、麻木感、神经质、偏执，以及多种认知功能障碍。

碳水化合物和脂肪

碳水化合物和优质脂肪有助于提升母乳的品质和产量。素食者妈妈可以通过合理选择不同的谷物、坚果（比如核桃、腰果、杏仁等）、蔬菜和水果，增加对碳水化合物和优质脂肪的摄入来提高母乳的质与量。

钙、磷、铁

素食者妈妈可以摄取更多的牛奶和乳制品，帮助妈妈增加钙和磷的储存量，一天至少3次，效果最好，或者直接补充钙剂。另外，素食者妈妈可以多食用十字花科的蔬菜，比如各种常见的绿叶菜（甘蓝、芥菜及油菜类等）。它们含有多种人体所需要的营养物质，比如胡萝卜素、维生素C、钙、锌，而且还含有特别丰富的铁。素食者妈妈也可直接补充铁剂，适当地增加铁的摄入量可以促进血红蛋白的生成，避免贫血。

58/

哺乳期妈妈能
喝酒、茶、咖啡吗

其实在妈妈哺乳期间，有些食物并不是禁忌，只要适度，是不会影响宝宝健康的。

酒精

酒精在妈妈体内代谢较快，大约经过两小时，人体内酒精的含量就会减半。妈妈如果实在不放心，可以喂完宝宝后再饮酒，等到下一次喂哺的时候，体内的酒精就代谢得差不多了。

少量喝酒，比如睡前喝一杯红葡萄酒可以让妈妈放松，不会影响乳汁的质量，反而会有利于乳汁分泌，对孩子影响甚微。但是，酗酒或一次性大量饮酒，甚至到醉酒状态，会影响喷乳反射和乳汁的产量，也会影响女性子宫收缩。妈妈应该避免这种情况。

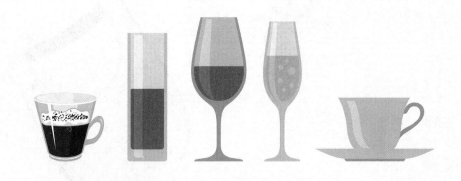

咖啡

很多妈妈都有喝咖啡的习惯，在哺乳期，也完全没有必要戒掉咖啡。其实，国外很多妈妈都喝咖啡。科学证实，每天摄入适量的咖啡因，比如低于 300 毫克的咖啡因，只有 0.1% 的咖啡因会分泌到乳汁中，对宝宝完全没有影响。喝完咖啡后 60 分钟内，体内咖啡因浓度达到高峰值，因此安全起见，妈妈应在喝完咖啡 1~2 小时后再进行哺乳。

所以，如果妈妈有每天喝咖啡的习惯，不必刻意戒掉，可以适当减量饮用。比如正常人每天最好不要超过 3 杯，哺乳期妈妈饮用量可以控制在每天 1 杯。

茶

哺乳期不宜饮用浓茶，可以少量喝淡茶。研究表明，少量喝茶，茶水中的茶多酚能促进乳汁分泌，增强人体免疫力。

另外，特别需要注意的是，早产儿代谢咖啡因的速度比普通宝宝慢很多，所以如果新妈妈们要给早产儿喂奶，建议少吃含有咖啡因的食物，比如咖啡、茶、功能饮料、巧克力等。

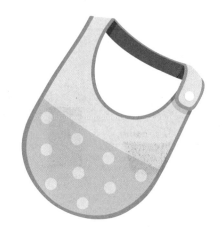

59/

产后乳房下垂，
是母乳喂养的过错吗

好不容易把奶断了，却发现自己乳房已经不如当年美丽，耷拉下来，像两个沉重的梨子。断奶后，很多妈妈会发现自己的胸部下垂，乳腺发软，不复往昔。不少妈妈会觉得，这跟母乳喂养多少都有些关系。其实，母乳喂养并不是导致乳房下垂的根本原因。

怀孕才是导致乳房下垂的关键

坚挺的乳房，主要靠四种组织在支撑：乳房悬韧带、乳房皮肤、乳房脂肪体、乳腺组织。

而怀孕期间，雌激素、孕激素大幅度升高，乳房内导管延长，同时分支增多，乳腺小叶也增大，乳房内脂肪细胞体积增大，会导致乳房整体体积大幅度增加。在重力的作用下，乳房悬韧带和乳房皮肤均会被拉伸，长时间拉伸，乳房组织的弹力自然就会下降。

产后激素水平下降后，乳房内腺体组织容量大幅度降低，乳房体积会缩小。但此时，乳房悬韧带和乳房皮肤已被拉伸且变得松弛，弹力大不如前，几乎难以缩回到原来大小。所以，乳房在视觉上就呈下垂状态了。

此外，孕期乳房偏大、怀孕次数多、肥胖、高龄、吸烟等因素也会加剧乳房下垂。

如何预防产后乳房下垂

产后乳房下垂并非"无药可救"。专家表示，要想减少下垂风险，孕期及产后均应控制体重，穿戴合适的、具有良好支撑性能的内衣，以减少皮肤和悬韧带的拉伸。

产后并不适宜快速瘦身。快速瘦身或营养不良，会导致乳房腺体急速缩小、脂肪组织急速消耗，均可能引起乳房萎缩、塌陷或下垂。

在日常运动时应穿运动型内衣。剧烈震动会伤及乳房的弹性组织，也会导致胸部松弛下垂。

生活中，妈妈们还应注意保持良好的姿势，不要含胸驼背，尽量不要趴着睡觉；每天给乳房做适当按摩；不抽烟。

因此，哺乳不但不会使乳房下垂，勤哺乳、多喂奶反而可以预防过多乳汁积存在乳房里，降低乳腺炎的风险，进一步保护乳房正常的支撑结构。

60/

哺乳文胸选不对，
身材和奶量都会打折扣

有些妈妈为了方便而不穿文胸，这样做容易造成日后乳房下垂。无论是在孕期还是哺乳期，都应坚持穿戴文胸。妈妈们应该如何选择一款比较适合自己的哺乳文胸呢？不妨从以下几个方面综合考虑。

罩杯

文胸的罩杯最好采用高弹性张力的材质，如棉加莱卡的面料，能有效收敛腋下的赘肉，推荐全罩杯的文胸，这样的文胸角度上扬而且罩杯有深度，可提供给乳房温柔无拘束的包覆，对特殊时期的女性来说是不错的选择。

质地

孕产妇的体温较平时高，也比平时怕热，因此出汗量也会明显增加。针对这一点，妈妈们在选择文胸的时候，最好选择吸汗、质轻、透气的材质，穿着舒适的文胸才是保持女人健康美丽的首选。其中，纯棉质地最为理想，色调应该选择明亮、轻快的，白色的最佳，粉色、淡蓝色等也是不错的选择。

抗菌功能

到了孕后期，乳房就开始分泌少量乳汁；而到了哺乳期，乳汁溢出的现象会更明显，这些溢出的乳汁容易在乳房上滋生细菌，产生异味。乳头的卫生洁净非常重要，所以文胸罩杯的里布最好采用抗菌防臭的材质，避免乳头因为细菌感染而发炎，确保乳房的卫生。

钢托文胸

特殊时期变大变重的乳房给下胸围肌肉的压力较大，硬性钢托的文胸容易压迫到下胸围及乳房，影响乳腺组织的发育，很有可能还会影响新手妈妈产奶；另一方面，对于胸部较大的准妈妈和新手妈妈来说，若选择没有钢托的文胸，就会起不到撑托的效果。这个时候，一款带有软性钢托的文胸就显得恰到好处了。这种文胸在钢圈的设计上会特别加大钢圈的直径，让钢圈可以完整地包覆住乳房，避免钢圈压到乳腺而影响乳汁分泌，同时这种带钢圈的文胸还有支撑乳房的效果，有利于准妈妈和新手妈妈的乳房健康。

非钢托文胸

大多数女性在家处于休闲放松状态的时候似乎不习惯佩戴文胸，但是考虑到准妈妈和新手妈妈长时间在家，乳房日益发育变大，所以即使居家休闲，也应适当佩戴文胸。非钢托孕妇哺乳文胸就是准妈妈、新手妈妈居家休闲时适合穿着的一种文胸。这种文胸的主要特点是没有钢圈撑托，不会压迫乳房使其产生不适感，也能给乳房更大的空间。

这种文胸比较适合胸部不是太丰满的女性。非钢托文胸的缺点是不能支撑较大的乳房，所以对于大胸妈妈来说比较容易导致乳房下垂。

肩带

由于在孕期和哺乳期，准妈妈和新手妈妈们的乳房变大、变重，乳腺组织日益发达。面对这份日益增加的重量，妈妈们应该选择肩带宽一些的文胸，以加强拉力，给乳房提供足够的支撑，能够有效避免乳房下垂。合适的肩带应该在肩胛骨和锁骨之间，佩戴的时候不会有束缚感。妈妈们在选购的时候，最好是亲自试戴一下，可以举手、耸肩，看看是否会掉下来或感到不适。

开口方式

1. 开孔式哺乳文胸

其特点为罩杯掀开时，只露出乳头、乳晕及其周围一小部分肌肤，遮蔽性较高。

2. 全开口式哺乳文胸

其特点为罩杯仅以钩环钩于肩带，要哺乳时罩杯可完全向下掀开，露出整个乳房。

3. 前扣式文胸或休闲文胸

其特点为文胸的扣钩在前面，方便用一只手解开文胸。这一类文胸可在睡觉时穿着，它的支撑力通常比以上几种文胸要差一些，但比较舒适，居家穿着时，可以让乳房得到放松与休息。

数量

在怀孕时期，一般是每两个月为一个阶段，建议各位妈妈每个阶段至少准备两套内衣。当然，具体还要看自身乳房的变化情况，应该以穿戴舒适为原则。不少品牌的孕妇哺乳文胸具备可调节的功能，可以给予乳房充足的空间。请勿穿戴过紧的文胸，否则有可能会导致细微纤维进入乳腺管造成堵塞。

乳垫

不得不说，对于新手妈妈来说，这可是哺乳文胸的好搭档。怀孕后期，乳头变得敏感脆弱，并且有时候会伴有乳汁分泌，在产褥期、哺乳期更是如此。这个时候，为了避免因为溢乳给妈妈们带来的困扰，宜选用乳垫来保护乳房。如此一来，既可避免"露点"，又可帮助吸收乳房分泌出的多余乳汁，保持乳房舒爽，最重要的是还能够防止在公共场合造成打湿上衣的尴尬。

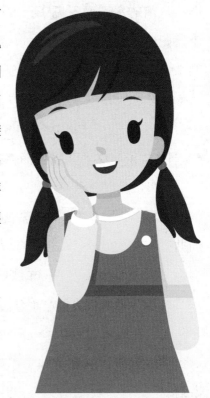

61/

产后想要快速瘦身，
母乳喂养让你事半功倍

产后瘦身是每个妈妈都关心的话题，生完宝宝之后身材严重变形。从前的水蛇腰不见了，取而代之的是一圈游泳圈，相信每个新手妈妈这时候都会摇头叹气，那么如何从现在的水桶腰，变回以前的水蛇腰呢？除了调节饮食、适量运动，母乳喂养也会让你事半功倍。

产后坚持母乳喂养

1. 母亲分泌乳汁需要消耗能量

妈妈生产乳汁是一个活跃的代谢过程，平均每天消耗 200~500 卡路里。妈妈哺乳时身体消耗热量的先后顺序是腹部、腿部、臀部和脸部。而非母乳喂养的妈妈，想消耗同等的能量，就必须每天在游泳池来回游 30 圈以上，或是骑自行车爬坡、跑步 1 小时，或者拖地 2 小时。

2. 宝宝吮吸促进催产素分泌

宝宝在吸吮过程中会促进催乳素分泌，催乳素又能使产后子宫得到更快恢复，这也有利于消耗掉孕期体内堆积的脂肪，促进形体恢复。

产后合理膳食

除了坚持母乳喂养，产后妈妈想要快速健康瘦身，合理膳食也很重要。产后瘦身一定要注意营养均衡，千万不可节食瘦身。

可以选择既有营养又可控制热量的食物，如多选低脂肪及低蛋白的食品，像豆制品、牛奶、鸡肉、鱼等；多选新鲜蔬菜、海藻。如果是同一类食物，应该选择脂肪少、热能低的品种，比如可用鸡肉代替猪肉。一天只吃三顿饭，不加餐，正常饮食。喝鸡汤或者排骨汤，每次喝一小碗；多吃蔬菜，可选择菠菜、冬瓜、白菜等含纤维素较多的蔬菜；喝一些小米粥；每天至少吃两根香蕉，偶尔可以吃苹果、草莓之类的水果。多喝些温开水有利于加速产妇新陈代谢、脂肪燃烧，促进肤质改善和免疫力提升。

另外，有些食物是要尽量少吃的，比如蛋糕、糖果、饼干、碳酸饮料等含糖高的食物。这类食物会刺激胰岛素分泌，从而逐渐将血糖转化为脂肪的形式储存在体内。

产后适量运动

产后在保证休息和体能的前提下，产妇应该避免终日卧床，应尽早下床，进行简单适量的活动，逐渐增加运动量。适宜产妇恢复身材的运动包括一些简单的家务活动，还有一些专门针对产妇的产后操，比如深呼吸运动、举腿运动、缩肛运动、胸膝运动等。

产后随着身体的恢复，妈妈可以每天做体操或健美操，减少皮下脂肪堆积。而在运动强度方面，最好在产后"慢慢来"，在运动减肥方面最好不要太强烈，避免影响顺产时可能造成的撕裂伤口或是剖腹产之后的伤口愈合。

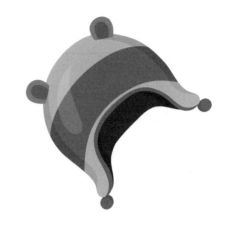

62/

降低妈妈罹患某些恶性肿瘤的风险，母乳喂养功不可没

　　《中国居民膳食指南（2106）》指出母乳喂养对母亲近期和远期健康都有益处。循证医学研究证据显示，母乳喂养不仅可促进母亲产后体重恢复到孕前状态，降低母亲 2 型糖尿病的风险，还可降低母亲乳腺癌和卵巢癌的防病风险。

母乳喂养能降低妈妈乳腺癌的发病率

　　美国癌症协会发布了一项关于母乳喂养和乳腺癌之间关系的研究成果。研究表明，给宝宝母乳喂养的时间长短，是影响女性乳腺癌发病概率的重要因素，这一影响作用甚至超过了遗传因素对乳腺癌发病率的影响。然而，令人担忧的是，世界癌症研究基金会公布的调查报告显示，全世界范围内 3/4 的女性不知道，也就是不具备对这一知识的了解。产后妈妈如果给自己的宝宝母乳喂养的时间超过 6 个月，患乳腺癌的概率就可以降低 5%。这是因为分娩后坚持母乳喂养能保持乳腺通畅，因而可对乳腺癌起到一定的预防作用。若极少哺乳或从未哺乳，就容易导致乳房积乳，从而增加患乳腺癌的风险。在乳腺癌逐渐成为威胁女性健康的杀手的今天，这些研究应该引起广大女性朋友及关爱女性健康的人士们足够的重视。

母乳喂养还可以降低妈妈卵巢癌的发病概率

研究显示，给宝宝进行母乳喂养的妈妈，患卵巢癌的风险较低。而且喂母乳的时间越长，对母体免于患这种癌症的保护也就越大。众所周知，卵巢癌被称为"无声杀手"，很多患者仅出现如肿胀感等不明确症状，往往在诊断出来时病情已相当严重。澳大利亚科学家的一项研究结果表明，与给宝宝进行母乳喂养不到 7 个月的女性相比，那些让宝宝接受母乳喂养至少 13 个月的女性患卵巢癌的概率可以减少 63%。研究还发现，在一定情况下，妈妈所生的宝宝越多，这种效果就越明显。这项研究结果充分说明了母乳喂养对降低卵巢癌发病概率的重要作用。

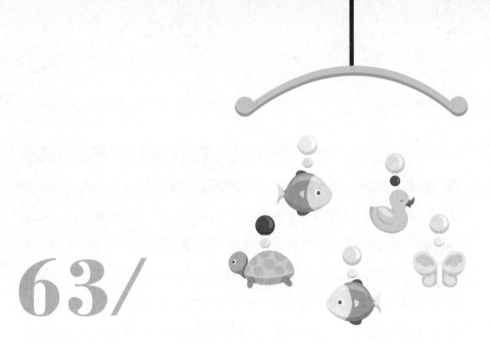

63/

哺乳期妈妈
能健身吗

有些母乳妈妈有健身的习惯，但又担心健身会影响到母乳的产量和质量。甚至有些妈妈认为运动后母乳会变成乳酸。其实，并不会。

运动后奶水不会变成乳酸

对于妈妈和宝宝来说，适当锻炼是没有坏处的。正常水平的锻炼对于妈妈的奶水不会有任何不好的影响，运动也不会让妈妈的奶水变成乳酸。

研究证明，几乎所有的妈妈在运动后奶水中的乳酸含量都会略微上升，只有100%高强度的运动才会导致母乳的乳酸含量明显上升。

但是也是在运动 90 分钟后才有可能会有极少量的乳酸进入乳汁。而且乳酸在产生后一个半小时内，就会从乳汁中消失。

同时乳酸并没有害处，它只是人体运动后肌肉组织无氧呼吸产生的某种代谢物质。并没有研究证明宝宝因为乳酸抗拒吃奶，而且无论是母乳喂养，还是奶瓶或是其他容器，乳酸都不会影响宝宝吃奶的行为。

产后母乳妈妈健身应注意的问题

1. 注意运动强度

产后恢复期运动要量力而行、循序渐进，动作从简单到复杂，运动量由小到大，时间由短到长，不要让自己太累，不要急于求成。

2. 注意运动方式

产后关节松弛，应该注意保护，尽量不做单脚用力的动作，如跳跃等。

3. 运动前后注意调节

运动前先排净小便，躺在较硬的床上，做完运动后要适当休息、及时补充水分。

4. 注意身体反应

如果运动中发现出恶露量增多，应立即停止运动。

5. 身体状况不好禁止运动

有较严重的心、肝、肾脏、呼系统等疾病及高血压、贫血；有其他产后并发症；剖宫产手术、会阴撕裂伤口尚未愈合；产褥期感染、发热等情况应禁止做运动。

64/

哺乳期妈妈能化妆、烫发、染发、做美甲吗

很多人不愿意母乳喂养太久，其中一个原因就是"母乳喂养好麻烦！不能做的事太多了。"除了要戒口、避免吃药之类的，还不能化妆，不能烫发染发，不能美甲。很多爱美的妈妈们觉得母乳喂养实在太麻烦太煎熬了！事实真的是这样吗？

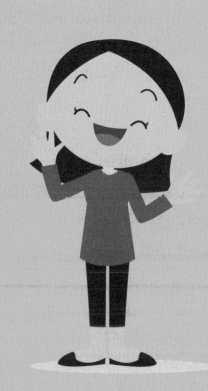

母乳妈妈可以化妆吗

这估计是很多爱美的新手妈妈们最常问的一个问题。爱美之心，人皆有之。而且化妆也是对自己、对别人的一种尊重。

哺乳期妈妈当然可以化妆！但是最好不要化浓妆，而且一定要选用品质过关的化妆品，化妆后尽量减少跟孩子的亲密接触。

有些哺乳妈妈因为工作需要，必须每天化妆出门的话，一定要选择有安全保障的化妆品。因为很多劣质化妆品中含有铅、汞、砷或激素等有害物质，这些对宝宝的生长发育可能造成不良影响。

母乳妈妈可以烫发染发吗

母乳妈妈如果很想做头发，完全没有问题。国际母乳协会也指出："染发剂中虽然有化学成分，但是进入乳汁的量微乎其微，基本可以忽略不计。目前也没有证据表明，在哺乳期使用护发产品，如染色和烫发，会对宝宝有产生影响。"

但是为了更加安全，也为了减少自己的顾虑，一定要选择合格的、正规的护发产品，比如可以选择更为安全的纯植物类染发剂。另外做完头发后，一定要注意尽量不要让宝宝去抓妈妈的头发，也要避免妈妈的头发靠近宝宝，触碰到宝宝的脸部手部。

哺乳期能美甲吗

目前没有足够的研究证据表明美甲对母乳／胎儿的影响，正规生产的指甲油，只附着在指甲板上，可被吸收进入身体的少之又少，几乎可以忽略不计，所以偶尔做一两次问题不大。

但如果不是必须使用，还是建议哺乳期妈妈尽量少做美甲，因为毕竟指甲油的挥发性特别强，气味很刺鼻，大人可以承受，但是对小宝宝来说，也许就有点难受了，可能会使得宝宝出现头晕、恶心、缺氧等症状。

要是需要给宝宝做辅食的妈妈，因为经常会用手碰到宝宝的食物，就更需要谨慎做美甲了。

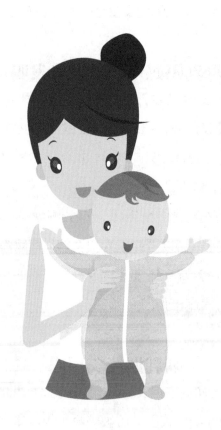

65/

断奶后，妈妈需要"排残奶"吗

有的妈妈听信谣言，担心断奶后如果不"排残奶"，会导致乳房癌变。真的是这样吗?

乳汁是体液的一种

乳汁是体液的一种，就像人体内的水一样，一般情况下会随着人体代谢慢慢消失。健康的乳汁也是一样，它本来就是妈妈身体的一部分，不存在毒性。

多余的乳汁会被妈妈重新吸收

正常情况下，母乳的量都会超过宝宝所需，而且会根据宝宝的需求进行调节，宝宝吃得越多，妈妈产得越多。对于婴儿，母乳就像海绵里的水，只要吸，总会有的。

开始断奶后，宝宝吃得少了，残留的乳汁会被妈妈重新吸收，而母乳量也会随着断奶时间的增长逐渐减少消失。其时间因人而异，几天或几个月都有可能。期间乳房可能会分泌出少量类似初乳的乳汁，都属于正常现象。

排出残留乳汁不利于妈妈回奶

将残留乳汁排空，身体会误以为宝宝还需要这么多的奶，下次分泌的乳汁就不会减少，不利于妈妈断奶后回奶。所以妈妈们给宝宝断奶后，除非胀奶引起严重不适，可以适当排出一些母乳，缓解胀痛。除此之外，一般没必要特意"排残奶"，更不用担心致癌。

综上所述，希望妈妈们可以清醒地认识到，乳汁致癌是毫无科学依据的。健康的乳汁存在于母体中，会随着断奶时间的增加而逐渐减少。一般情况下，大多数妈妈无需人工排乳。所谓的"排残奶"之说大多是美容院等商家用来宣传营销的噱头，妈妈们需谨慎选择。

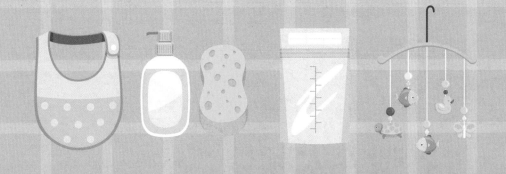

足月儿母乳喂养
常见的问题

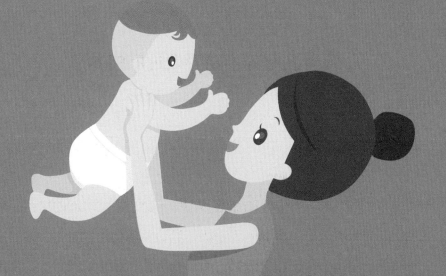

66/

母乳喂养太频繁，
会导致过度喂养吗

配方奶喂养或混合喂养容易导致过度喂养，容易导致宝宝肥胖，加重宝宝消化系统的负担，甚至成为成年后某些疾病的"温床"。那么纯母乳宝宝是否会有过度喂养的现象呢?

纯母乳喂养不易导致过度喂养

不少新手爸妈认为宝宝哭就是饿的表示，一哭就喂奶，结果不是按需喂奶，而是变成了按哭喂奶。但是母乳宝宝具有调节能量摄入的本能，所以，妈妈不用担心母乳喂养的宝宝由于吃奶太频繁而造成过度喂养。因为宝宝虽然吸吮需求很高，但他所吃进去的每一口都是由他自己"控制"的，并非像奶瓶喂养那样不得已、不小心吃进去。母乳宝宝如果吸吮久了，容易吸到后奶，后奶中乳脂肪含量高，容易产生饱腹感，宝宝会及时停止吸奶。而且吸母乳一般比较费力气，宝宝好不容易费力吃饱了，也要休息了，一般不会再费力气让自己吃撑。

即使是在最初几个月的喂养中因为频繁吃奶而体重过胖的宝宝，后期随着会爬、会走等大运动的开发，其运动量加大，体重增长也会减缓或有所回落。

奶瓶喂养容易导致过度喂养

但是如果把母乳吸到奶瓶里喂宝宝，则很容易出现过度喂养的情况。因为小婴儿都有很强的吸吮需求。宝宝每一次吸吮奶瓶都会吃到奶，没有从容地单纯享受吸吮的可能。奶瓶的设计原理是靠宝宝口腔形成的空气负压把奶吸出来。宝宝吃进一口吞下时，吞咽动作本身就会在口腔里造成新的负压，让更多的奶流进口腔。当宝宝吃到口欲基本满足时，实际上已经被撑到了。

坚持母乳喂养是避免过度喂养的好办法

过度喂养危害很大，除了增加消化器官的负担，造成消化不良、积食等消化道疾病外，更严重的后果是会导致婴儿脑疲劳，影响脑部发育，因为宝宝吃得越多，肠胃要进行消化吸收，需要的供血量越多，脑部供血量就会相应减少。

不管是从营养层面，还是消化层面，母乳喂养都远优于奶粉喂养。所以，各位妈妈为了宝宝的健康要尽量坚持母乳喂养，最好是亲喂。

67/

担心宝宝吃不饱，喂奶尽量延长时间直到宝宝睡着可以吗

很多新妈妈，之所以每次喂奶都让宝宝一直吃很长时间，其实是怕宝宝吃不饱。有的宝宝刚刚出生一个月，每次吃奶都要一个多小时。"有时，我也感觉她不再吃了，好像在叨着玩，但我不忍心不让她吃。"经常有妈妈这样诉苦，每次喂奶就像打一场仗，心里纠结，身体也累。甚至有好多妈妈，因为长期坐立抱着宝宝喂奶的姿势不对，脊柱一碰就疼。因此，很多新妈妈会为"每次给宝宝喂奶多长时间"而发愁。有的妈妈认为应该严格控制每次喂奶的时间，到了时间就不让宝宝吃了。而有的新妈妈认为现在都提倡按需喂养，应该顺其自然，宝宝吃饱了，自然就会不吃了，没必要纠结时间问题。究竟谁的观点正确呢？

单次喂奶时间不宜过长

专家表示，单次喂奶时间过长，容易导致宝宝脂肪摄入过多，使其体重增加过快。因为从一次喂奶过程中奶水的成分变化来看，宝宝先吸出的母乳，也就是"前奶"中的蛋白质含量高，而脂肪含量低；而后奶中脂肪含量逐渐上升。如果吃奶时间过长，摄入脂肪过多，就会导致宝宝体重增加过快。而且如果宝宝吃奶时间过长，摄乳量过多，

还会加重肠胃负担，从而引起小儿腹泻。此外，如果乳房已被吸空，宝宝再含着奶头吸，容易吸入空气，导致其吐奶。经常如此，宝宝也会形成不好的吃奶习惯，边玩边吃，不利于宝宝成长。

每次喂奶多长时间合适

首先我们需要明确，每次喂奶的时间是妈妈决定还是宝宝决定呢？很多妈妈会认为，当然是让宝宝决定了，宝宝吃饱了自然会吐出乳头的。真的是这样的吗？我们会发现，很多新生宝宝会边吃边睡，妈妈刚想拉出乳头，宝宝又开始吸吮，妈妈就不敢动了，一次喂奶一个小时都不止，而且很多时候宝宝只吃了一边的乳房。

其实在喂奶这件事情上，妈妈是需要帮助宝宝的。我们要做的就是帮助宝宝清醒地吃奶，有效地吸吮，而不是吃吃睡睡。虽说如此，如果单是让妈妈来决定喂奶时间，也不是很确切，妈妈要在了解宝宝需求的基础上控制宝宝的吃奶时间。不同月龄的宝宝对母乳的需求是不同的，同时吸吮速度也在发生变化。

新生儿

因为嘴巴小，妈妈的乳头又大，吸吮起来是很消耗体力的，小宝宝容易出现边吃边睡的情况。两侧乳房一次哺乳的时间通常在30~40分钟。

1~4个月的宝宝

因为吸吮和吞咽能力较弱，一次可能哺乳20~30分钟。但这个时间并不是硬性要求，如果妈妈的奶水流速很快，宝宝的吞咽很急促，喂奶时间就会短得多，可能15分钟就可以吃完两侧乳房的母乳。

4~6 个月的宝宝

吞咽能力大大加强，吸吮也更有力，通常哺乳两侧乳房的时间在 20 分钟以内，也有些宝宝 10 分钟就可以吃空两侧乳房。

6~12 个月的宝宝

加辅食后，妈妈哺乳的时间会明显缩短，可能 10 分钟内宝宝就可以吃空两侧乳房，准备去吃辅食了。虽然哺乳时间短，并不意味着宝宝吃的奶量不够。只要宝宝的发育曲线正常，辅食接受度好，就不必担心奶量问题。

12 个月以上的宝宝

如果不把吃母乳作为安抚的话，基本 5 分钟就能吃空两侧乳房了。

因此，喂奶时间长并不是判断宝宝吃饱的"法宝"。虽然宝宝喜欢吸吮母乳，但是妈妈们也不要让宝宝无节制地吃下去。建议将两侧乳房轮流给宝宝喂奶，每侧哺乳时间可根据月龄不同适当控制时间，然后再换另一侧乳房。不过，如果妈妈乳汁分泌不足，可以通过多让宝宝吸吮刺激催乳素分泌，帮助妈妈提升奶量，而且可以增进母子之间的感情。

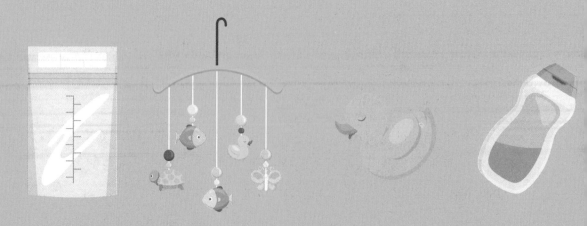

68/

怎么判断母乳喂养的宝宝是否吃饱了

母乳喂养有一个缺点，就是很难掌握宝宝究竟吃了多少量，所以，有时稍不留意宝宝可能就会吃多了或者吃少了。新手妈妈缺乏经验，宝宝又不会说话，总担心宝宝没有吃饱，一听见宝宝哭就以为是饿了，宝宝吃多一点点又担心宝宝会撑坏了。宝宝有没有吃饱，其实是有信号的，新妈妈应该细心判断。

宝宝吃饱的 3 个信号

1. 出现满足感

如果妈妈母乳充足，宝宝吸吮 10~30 分钟就会放开乳头。吃饱后宝宝会有一种满足感，有的宝宝会对着妈妈笑，或者不哭了，咿咿呀呀地发声，自得其乐，当别人逗弄他时，他便咧着嘴乐。有的宝宝喂完奶后会马上安静入睡，并且 2~3 个小时不醒，醒后也会表现出精神愉快，这说明宝宝已经吃饱了。

2. 大小便次数正常

宝宝的大小便次数和性状也反映出宝宝的饥饱情况。宝宝出生后的前 2 天，应每天至少排尿 1~2 次，从出生后第 3 天开始，每 24 小时排尿达 6~12 次，排软黄便 1~2 次。这样就说明宝宝基本上吃饱了，如果排尿或排便次数过少，就说明吃得不够。

3. 体重有规律增长

最初 3 个月内，宝宝的体重增长非常迅速，每周增加 200~300 克或更多；之后的 3 个月，每周增加 100~200 克；半年后，平均每周增加 50~80 克。宝宝的体重增加速率最能说明问题，如果宝宝在刚出生的 3 个月内，每月体重增长少于 500 克，就说明妈妈奶量不够或喂养不当，宝宝没有吃饱。

宝宝没有吃饱的 3 个信号

1. 放下就醒

如果母乳不足，宝宝在吸奶时表现出很费力气，不久就不愿再吸而睡着了，但睡不到 1~2 个小时又醒来哭闹，这往往提示妈妈乳汁不足或乳头凹陷不利于喂养，宝宝没有吃饱，应适当增加奶量。

2. 吃奶过程中大哭

宝宝在吸吮的时候吸不出来会放声大哭，然后再用力去吸，吸了一会儿吸不出来又会哭，哭了又想再吃，始终舍不得松开乳头，说明宝宝没有吃饱。宝宝在吸吮的时候，妈妈的另一个乳房不分泌乳汁，也说明乳汁不足。

3. 听不到吞咽声

宝宝在吃奶的时候，会发出有节律地吸吮声，平均每吸吮 2~3 次可听得到咕咚下咽的声音。如果宝宝只是吸吮不发出吞咽的声音，或者吸吮多口才咽一次，说明妈妈的乳汁不是很多，宝宝很有可能吃不饱。

69/

宝宝频繁吃奶，也许正处于"猛长期"

　　"宝宝两个月，这几天突然每天夜里半小时或者一个小时就醒一次，哼哼唧唧，要奶吃，感觉总也吃不饱，是怎么回事？是我的奶水营养不够吗？"总有妈妈因为孩子突然频繁地要奶吃感到困惑，最容易联想到的就是自己的奶水是不是太稀了营养不够了，再加上婆婆老公轮番轰炸，如果坚持不住，很容易添加配方奶粉。其实这很可能是到了宝宝的"猛长期"。

什么是"猛长期"

　　"猛长期"指的是在宝宝成长过程中，有一段时间会突然胃口大开，总也吃不饱，而且生长速度加快。母乳喂养的宝宝，喂养次数明显增加，可能从之前的每天 8 次，增加到 12~14 次，甚至有的增加到 18 次，恨不得天天挂在妈妈身上。孩子的成长过程虽是持续性的，但也具有阶段性，生长速度有时快有时慢。而宝宝出生的第一年是生长最快的，也是最容易出现"猛长期"的阶段，出现时间主要集中在宝宝出生后的 7~10 天、2~3 周、4~6 周、3 个月、4 个月、6 个月、9 个月。每个孩子的成长模式不同，宝宝出现"猛长期"的时间也会不同，出现的次数也有多有少，这些都不用担心。那么当宝宝出现"猛长期"的时候，妈妈们应该做些什么呢？

1. 满足宝宝需求

当宝宝频繁要奶吃的时候，没必要添加配方奶粉，只要及时给予满足即可。随着喂奶次数的增加，奶量也会随之增加，最后妈妈的产奶量和宝宝的需求重新达到平衡状态。"猛长期"宝宝可能会需要更多的睡眠，要注意观察宝宝困倦的表现，比如揉眼睛、打哈欠，及时安排宝宝睡觉，否则到了疲惫期，哄宝宝睡觉会更加困难。睡前增加喂奶时间和奶量，也可以延长宝宝夜间的睡眠时间。

2. 妈妈要注意加强饮食

在宝宝进入"猛长期"的时候，妈妈也会容易饥饿，没关系，只要感觉到肚子饿或口渴，就及时补充食物和水分，不要担心会增加体重。选择健康营养均衡的食物，既可以满足营养的需要，同时也不会摄入过多的能量。与此同时，注意保持摄入大量汤水，以促进乳汁分泌。

3. 相信自己母乳充足

很多妈妈在这个时期会有各种纠结：担心吃不饱影响宝宝生长；宝宝每天夜间频繁醒来，影响自己睡眠；孩子总是哭闹粘人，家人唠叨，甚至逼着加奶粉。但是不管怎样，妈妈要有一颗强大的内心，时刻保持淡定，相信自己的母乳永远是宝宝最好的食物，坚信自己能满足宝宝的需求。

无论稀薄还是浓稠，母乳营养成分均有保障

有些妈妈的奶水看起来像水一样稀薄，往往被误以为营养比不上浓稠的奶水，其实并非如此。外观看上去清淡和浓厚的奶水只是其脂肪含量不同罢了，营养成分都是有保障的。清淡的奶水中含水量大，脂肪含量低，也可以为宝宝提供丰富的蛋白质、乳糖、维生素、无机盐，以及免疫球蛋白等物质；浓稠的奶水中脂肪含量比较高，看上去比较白和黏稠，呈乳白色，能够给宝宝提供更多热能，产生饱腹感。如果有人因为妈妈奶水清怀疑妈妈奶水没营养要给宝宝加奶粉的话，请告诉他们：请不要把牛奶和母乳相提并论，因为没有可比性！妈妈们，不要纠结自己奶水营养是否足够，只要母乳妈妈注意均衡营养，多吃鱼、肉、豆、蛋、奶和蔬菜，奶水营养不会少。另外，尽量让宝宝多吸吮，让身心都愉悦起来，更有利于产奶。

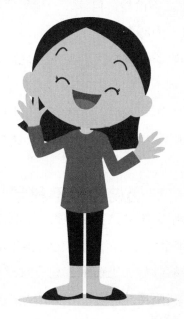

70/

宝宝吃完母乳，再用奶粉检验宝宝是否吃饱科学吗

自从宝宝出生，很多妈妈就坚定信念要实现纯母乳喂养。有位妈妈苦诉在月子里的时候，每当宝宝的姥姥或奶奶看到宝宝吃奶不丢口的样子，就念叨："肯定是母乳不够，孩子吃不饱，所以才要抱着一直吃。不信啊，你试试喂完母乳，再给宝宝冲点儿奶粉喝。如果不喝或者喝不完，就说明吃母乳就吃饱了；如果喝完了，就说明你的母乳不够。"刚开始妈妈坚信自己母乳是够的，结果实在经不住两个"过来人"的接连轰炸，最后决定给宝宝吃完母乳，再尝试给宝宝喂点儿奶粉"检验"一下吧。不检验很自信，一检验哭惨了。我们知道妈妈产后，尤其是月子里，内心大都会比较脆弱。当妈妈看到吃完母乳后的宝宝，又把冲调的奶粉咕咚咕咚地喝下去之后，想到一个月来，宝宝得多饿呀！终于抑制不住内心的懊悔，泪水止不住地落了下来。这个场景，相信有很多妈妈都经历过或者正在经历。这个时候，估计很多妈妈都把当初要坚持纯母乳喂养的信念忘干净了。

奶粉检验不科学

实际上，这种用奶粉检验宝宝是否吃饱的方法非常不科学，因为月子里的宝宝胃容量很小，只有草莓大小，每次可喂食 60~90 毫升的奶。喂完两侧母乳后，继续添加奶粉很容易导致过度喂养，对宝宝的消化系统造成负担。那么坚持纯母乳的喂养的妈妈如何科学判断宝宝是否吃饱了呢？

通过排便判断宝宝是否吃饱

因为母乳喂养是最自然的养育方式，随产随吃，所以也就无从得知宝宝每一顿能吃到多少奶，既然看不到"进去多少"，那么我们可以观察"出来多少"。

一般来说，从出生至产后6周，宝宝每天都会有尿便排出，我们来看看新生儿大小便次数的参考值。

宝宝出生后24小时内。排尿至少1次，排便至少1次，每次大便大于1汤匙；

宝宝出生24~48小时。排尿至少2次，排便至少1次，每次大便大于1汤匙；

宝宝出生48~72小时。排尿至少3次，大便为过渡性大便，深色变浅色。

宝宝出生后第3天开始。每24小时排尿达到6~8次，每天可排软、黄便达4次（量多）~10（量少）次。

需要注意的是，宝宝出生后72小时内，如果出现粉红色尿酸盐结晶的尿液是正常的。宝宝出生大约4~6周之后，有的宝宝就不会每天都大便了，可能好几天才大便一次，而有的宝宝依然每天大便并且多次，这些都没有关系。这时候我们判断宝宝每天的摄入量就需要从尿量上来看。通常来说，依然是每天6~8次的小便，每天能尿湿5~6个纸尿裤，就代表摄入充足，同时配合着生长曲线来记录宝宝的体重增长。通常我们用简单的办法：宝宝半岁达到出生体重的2倍，说明母乳喂养非常成功。如果细化到每个月，那么要达到至少1斤。

71/

宝宝母乳性黄疸，需要停止母乳吗

新生儿出生后一般会留院观察两三天，一切指标检测正常方可回家护理。住院期间医生会定时过来给宝宝们测量黄疸值，你可能会经常听到这样的对话："你家宝宝黄疸有点高了，先停几天母乳看看。再不行就要住院照蓝光，不然会影响智力的。""好吧！我家宝宝不会有事吧？"很多时候出院回家之后，发现出生时粉嫩粉嫩的"小可爱"，突然变成了"小黄人"，严重时还发现宝宝的眼睛和牙龈都泛黄了，宝宝黄疸这么严重，万一产生脑部损伤怎么办！很多初为人父母的年轻家长容易焦虑、担心。其他家长支招："我宝宝也曾经黄过，停了母乳，立刻消退了"。家里老人也说："赶紧停掉母乳！停了就好了！"这个时候，真的要停母乳吗？

黄疸如何产生的

先不说停不停母乳的问题，首先我们要知道黄疸是怎么产生的？通俗的说，黄疸就是小宝宝的肝脏还处理不了那么多胆红素，又无法及时排出体外造成的。所以应对黄疸的核心在于一个字：排。

生理性黄疸不必暂停母乳

一般来说，如果是生理性黄疸，也就是正常的黄疸，是没有必要暂停母乳的。甚至有些新生宝宝是因为母乳摄入不足才引起的母乳喂养性黄疸，原因是产后妈妈没有尽早开奶或者喂宝宝吃母乳的次数少、时间短，排便少。新生宝宝喝到足够的母乳可以帮助其消除黄疸，而且初乳能促进新生宝宝尽快拉出胎便，减少黄疸产生的概率。

母乳并不会使黄疸加重

现在社会上很多人普遍认为吃母乳的宝宝比较容易出现黄疸。事实上并不是这样的。研究表明，因为母乳中有些成分会降低宝宝肝脏处理胆红素的能力，所以相对于非母乳喂养的宝宝，喂母乳的宝宝黄疸消退会慢一点。

但是美国儿科学会最新建议，不但没有要求妈妈停喂母乳，反而建议妈妈们在产后尽早、更频繁地哺乳（每天至少8~12次），因为母乳性黄疸通常不会对婴儿产生危害。相反，母乳中含有特殊的脂肪球，能让宝宝的大便偏稀，这样就容易排便，因此母乳能更好地帮助宝宝排出体内多余的胆红素。

即使宝宝黄疸值高需要进行治疗，美国儿科学会也推荐妈妈尽可能继续哺乳。如果不能亲喂，最好能挤出母乳交给医护人员进行瓶喂。对宝宝来说，母乳依然是最理想的食物。而停喂母乳可能造成妈妈泌乳量减少，导致妈妈发生乳汁淤积、肿胀甚至乳腺炎而提前断奶。

如何控制宝宝的黄疸

美国儿科学会关于新生儿黄疸的处理建议总结起来就是以下7条：

1. 只有严重了才照蓝光

每天同一时间、同一地点、同一自然光线条件下，观察宝宝黄疸变化情况。只有黄疸值过高或升高的速度过快才要照蓝光。比如当血胆红素＞20（毫克/100毫升），才需要在医生的指导下进行蓝光治疗。

2. 继续母乳喂养

尽早开奶，不管哪种黄疸，都不要停喂母乳。因为即使黄疸很严重，继续喂母乳也不耽误照蓝光等治疗。

3. 越是黄疸，越要多吃母乳

多吃母乳可以促进排便，我们改变不了宝宝肝脏发育的速度，也无法测量宝宝身体中胆红素的含量，但是我们可以通过勤喂母乳帮助宝宝尽快排出体内的胆红素。同时关注宝宝其他状况，如吃奶、精神状态等。如果有异常，则要及时就医。

4. 不喂水和葡萄糖

水和葡萄糖无法促进肠道蠕动，也就不能让宝宝多拉大便。一旦喝了水和葡萄糖，宝宝本来就不大的胃被这些液体填满，会让宝宝没胃口吃奶，也不利于排便降黄疸。

5. 不轻易加奶粉

奶粉会让大便次数减少，增加大便黏稠度，其实对降黄疸并没有帮助。

6. 不用药物

国内普遍给新生儿使用的所谓降黄疸的茵栀黄和益生菌等，在英美等国家权威网站上几乎从未被提到过。

7. 能不住院就不住院

大部分宝宝黄疸不会很严重，在家裹蓝光毯就行。这样宝宝不用跟妈妈分开，方便妈妈频繁哺乳，对降黄疸更有效果。

72/

宝宝乳糖不耐受，
还能继续母乳喂养吗

几乎所有的妈妈都知道母乳喂养对于刚出生的宝宝来说是多么的重要。但是正当新妈妈们享受着哺乳宝宝的幸福时，宝宝却拉起了稀稀的大便，像水一样，还伴随酸臭味？是不是腹泻了？原来是乳糖不耐受。这可愁坏了新妈妈，坚持母乳喂养吧，看着宝宝吐奶厌奶、胀气、屁多的难受样也是于心不忍；可是用无乳糖配方奶粉，放弃宝贵的母乳又觉得可惜。那么，乳糖不耐受的宝宝到底需要放弃母乳喂养吗？

什么是乳糖不耐受

宝宝体内缺乏或者无法产生足够的乳糖酶，母乳中未经消化的乳糖停留在肠道里，就会造成胃肠问题，使人不舒服，这就是乳糖不耐受。乳糖是乳品中存在的主要碳水化合物，也是奶类中特有的糖；乳糖酶则是人体消化乳糖所必需的酶。而0~6个月的宝宝之所以特别容易出现乳糖不耐受，是因为宝宝肠道发育尚不成熟，特别是小肠壁绒毛发育不完善，无法分泌足够的乳糖酶来分解吸收母乳中的乳糖。乳糖不能被很好地分解，就会直接从小肠转运到大肠。在肠道菌群的作用下，乳糖被发酵，产生大量气体和有机酸，导致宝宝在食入乳糖 30 分钟至 2 小时内出现腹胀、肠鸣、腹痛、呕吐，甚至腹泻等乳糖不耐受症状。

怎样应对乳糖不耐受

可能有的医生会建议妈妈停止母乳，改用无乳糖配方奶粉。实际上，无乳糖配方奶粉是将配方奶中的乳糖去掉或者替换成其他糖类，通过回避乳糖的方法，使乳糖不耐受的宝宝不再出现乳糖不耐受的症状。但乳糖是婴幼儿生长发育最主要的能量来源，能够促进大脑和神经系统发育，促进钙的吸收，维持体内水电平衡。所以回避乳糖，甚至因此放弃母乳喂养，除了无谓增加喂养成本，对宝宝早期的发育来说也是得不偿失的。儿科专家指出，无乳糖奶粉不能长期食用，不然会影响宝宝大脑、骨骼和肌肉的发育，特别是乳糖在乳糖酶作用下形成的半乳糖是宝宝智力发育不可替代的物质。长期食用无乳糖奶粉，宝宝容易智力发育不良。

通过以上分析我们知道，缺乏乳糖酶才是导致宝宝乳糖不耐受的真正原因。所以对于乳糖不耐受的宝宝，国内外很多儿科专家都推荐给母乳中滴加乳糖酶滴剂，补充足够多的乳糖酶来帮助宝宝预先分解原先无法在小肠消化和吸收的乳糖，同时帮助宝宝刺激肠壁分泌乳糖酶，促使纠正、改善宝宝消化系统对乳糖的适应能力。此外，新妈妈给宝宝哺乳，可采取少量多次的哺喂方法，一次食用量不超过 250 毫升为宜。同时还要限制一天中摄入的乳糖总量，一般乳糖限量为 12 克。每天多喝几次，达到需要的奶量，让宝宝慢慢地适应乳糖，减轻不耐受的反应。

乳糖酶的服用方法及服用疗程

一般根据宝宝病情是否好转来确定服用乳糖酶的疗程，如果宝宝肠胃不适的症状有所好转，也不要立即停喂，建议接着给宝宝服用两周以后，再逐渐减少每次的服用量。比如以前每次喝1袋，现在每次喝3/4袋，并观察宝宝的反应，如果没有再次发生乳糖不耐受的症状，可以继续减量，直到完全停止服用为止。儿科专家表示，不同乳糖酶的服用方法和服用疗程不同，建议家长咨询医生后再给宝宝服用，避免服用不当加重宝宝的病情。

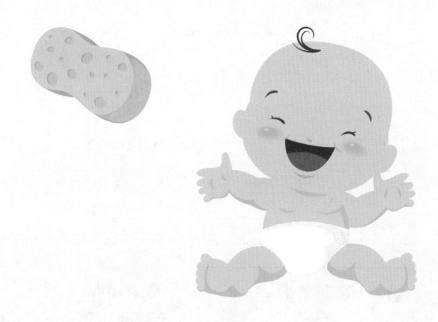

73/

安抚奶嘴，
如何使用更科学

美国儿科学会建议：母乳喂养的婴儿在未有效吸吮妈妈乳头前，避免使用安抚奶嘴，一般在出生头一个月内不建议使用。那么安抚奶嘴有哪些利弊呢？应该如何给宝宝合理使用呢？

安抚奶嘴的优点

（1）治疗延迟吞咽。

（2）对于无法用嘴进食的婴儿、早产儿，能起到帮助锻炼和维持口腔吸吮功能的作用。

（3）满足高吸吮需求的婴儿还有可能过度喂养的婴儿的吸吮需求。

（4）疼痛性操作过程中能起到止痛效果。

（5）安抚母亲不在身边哭闹的婴儿。

（6）有研究表明，1个月以上的婴儿，安抚奶嘴可以降低婴儿发生猝死综合征的风险。

（7）安抚奶嘴有助于减轻宝宝胃肠不适，例如胃食管反流现象。

安抚奶嘴的弊端

（1）在宝宝未建立良好的母乳喂养模式时，过早使用安抚奶嘴可能会让婴儿因此喜欢上安抚奶嘴，而拒绝费力吸吮妈妈的乳房。

（2）奶嘴可能较易受到污染而引起婴儿口腔感染，如鹅口疮。

（3）使用安抚奶嘴有患中耳炎风险及日后龋齿与齿列不整的概率升高。

（4）可能导致婴儿嗜睡，从而错过哺乳。

（5）增加婴儿乳胶过敏的风险。

如何选择和使用安抚奶嘴

（1）应该谨慎使用安抚奶嘴，除非有必要。如果婴儿没有需求不要强迫婴儿使用，当婴儿奶睡成为困扰时可考虑使用安抚奶嘴。

（2）建立良好的母乳喂养模式后，在婴儿出现1个月后方考虑为其使用安抚奶嘴。

（3）非口腔喂养的婴儿，应选择多种性状安抚奶嘴，避免只习惯使用一种。小、短性状的安抚奶嘴适合新生儿使用，尤其是早产儿使用。

（4）在婴儿6个月之后需停止使用安抚奶嘴，以减少宝宝发生中耳炎的风险。

（5）选择结实、一体成型的奶嘴，底部要有通气孔，以防止婴儿在吸吮痛快时堵塞呼吸道。

（6）安抚奶嘴不要用绳子挂在婴儿的脖子上，也不要系在其衣服上，以免造成婴儿窒息。

（7）不要用奶瓶上的奶嘴塞满棉花或是其他物品，婴儿有可能会通过奶嘴的小孔吸进棉花或其他物品。

（8）不要为了吸引婴儿的注意而抹上蜂蜜或糖浆。

74/

有必要担心宝宝吃的是前奶，还是后奶吗

　　有的妈妈咨询说，宝宝 3 个多月了，一直都是母乳喂养。虽然不是胖宝宝，但身高体重发育得都非常好。有一次哺乳时，宝宝吃得急了，奶水从嘴里流了出来。婆婆看到以后念叨了好几次，说奶水太稀没营养，最好挤掉一些，要不会耽误孩子长身体！说得我压力好大，生怕孩子营养不够。前奶太稀没营养要挤掉，这是真的吗？

前奶和后奶都是宝宝必需的食物

　　母乳是女性在产后由乳房产生的用作哺育婴儿的汁液。乳汁内含碳水化合物、蛋白质、脂肪、维生素、矿物质，以及对宝宝脑部发育很重要的脂肪酸和牛磺酸等营养元素。母乳可分为前奶和后奶。前奶、后奶是一次哺乳过程中不同阶段的乳汁。前奶是每次哺乳时乳房最先产生的奶，也就是宝宝刚开始吃的前二三分钟左右出来的奶水。前奶的含水量大，脂肪含量较低，奶水外观颜色也比较清淡，确实有些像水。但是，这种稀薄的前奶里含有更多的蛋白质、锌，以及免疫物质。前

奶可以给宝宝补充足够的水分，因此母乳喂养的宝宝一般不需要额外喝水。前奶中含有的大量免疫球蛋白，可以提高宝宝的免疫力。相对来说，宝宝吃奶四五分钟之后出来的奶水就是后奶，越往后吃脂肪含量就越高，因此后面的一部分奶水，看起来似乎更浓一些，主要是给宝宝提供能量，产生饱腹感。

一定不能挤掉前奶

对婴儿体重增长和成长最重要的是每 24 小时消耗的母乳总量，而不仅仅是后奶。无论母乳喂养模式如何，只要婴儿进行有效吸吮，而且母亲不缩短喂养时间，婴儿在一天内将获得大约相同数量的乳汁。因此，专家强调一定不要挤掉前奶，前奶和后奶都很重要！

如果把前奶挤掉，可能会有以下几种后果

（1）奶量不够，可能还需要给宝宝补充配方奶粉。

（2）摄入过多后奶，造成脂肪摄入过量，容易造成肥胖。

（3）宝宝容易缺水。

想要宝宝吃到后奶，不要频繁换边喂养

给宝宝充足的吸吮时间。因为每个宝宝获取足够的高脂肪含量的乳汁所需的时间都各不相同，在宝宝有效吸吮期间，不要频繁切换到另一边喂奶，这样能够确保宝宝吃到浓稠的后奶。

75/

母乳喂养的宝宝需要喝水吗

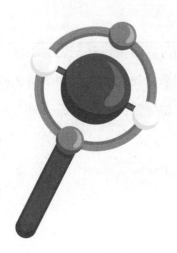

母乳喂养的宝宝还需要喂水吗？有一种说法是，6个月以内纯母乳喂养的宝宝无须喂水。另外一种说法是，妈妈应该根据宝宝的需求适当给宝宝喂些水分，哪怕是母乳喂养的宝宝也不例外。两种说法，究竟哪个正确呢？

先从理论上分析，由于母乳中80%是水，只喝母乳，就能满足宝宝所需的水分。在正常情况下，如果母乳能满足宝宝所需，并且母乳质量上乘，那么母乳的热量和水分就能充分满足婴儿新陈代谢的需要，不必再给宝宝喂水。即使是炎热的夏季，妈妈的身体也会自动调节乳汁中的水分，以满足宝宝对水分的需要，只要保证哺乳次数，就不用担心宝宝缺水。而且宝宝胃容量有限，给宝宝喂水，会挤占部分胃容量，增加饱胀感，降低宝宝食欲，进而抑制宝宝的吸吮能力，使他们主动吸吮母乳的频率减少，最终影响妈妈乳汁的分泌量，干扰母乳喂养，影响宝宝的生长发育。所以一般情况下，纯母乳喂养的宝宝很少需要额外补水。

如果宝宝看上去口渴，比如宝宝嘴唇发干，不断用舌头舔嘴唇，或者到了应该换尿布的时间宝宝并没有尿，或者宝宝尿液的颜色发黄等，这时候妈妈应该尽量增加哺乳次数。而且尽量让宝宝吃到更多的前奶（含水分更多），以保证及时补充所需要的水分和其他营养物质。

下面几种情况，需要适当补水

1. 出汗多又不方便喂奶时

炎热的夏天，宝宝出汗比较多，而妈妈又不方便给宝宝喂奶时，可适当地给宝宝喂一点白开水。

2. 吐奶腹泻时

宝宝出现吐奶、腹泻等现象时，为避免发生脱水状况，需要给宝宝喂适量的水，同时应该根据医生建议合理补充含有电解质的口服补液盐。

3. 病发烧时

当宝宝生病发烧时，喂点白开水可以帮助宝宝带走体内多余的热量，有助于降温、退烧。

4. 喝完奶后

母乳喂养的宝宝，如果能够在每次喝完奶后喝水漱漱口，比如习惯性地给宝宝喝两口水，可以清除口腔内剩余的奶水渣，保持口腔清洁卫生，对宝宝的健康也很有好处。

不过凡事都没有绝对，到底要不要给宝宝喝水这件事，需要妈妈在日常生活中细心观察宝宝，做出自己的判断。母乳喂养的妈妈们应该勤喝汤水，适当多吃新鲜的蔬菜和水果，保证母乳中的水分充足。

76/

新生儿眼屎又多又黄，是吃母乳"上火"吗

新生儿眼屎多，又黄又黏稠，是因为吃母乳不喝水所以"上火"了吗？实际上，我们在上一个问题里面已经提到，正常情况下，吃母乳的宝宝并不需要喂水，母乳中80%的成分是水，所以吃母乳的宝宝并不会因为不喂水而"上火"。宝宝的眼睛出现类似"上火"的症状时，家长应该怎么办？

细菌感染

如果宝宝不但眼屎多又黄又黏稠，眼睛还有发红充血的表现，说明宝宝的泪囊可能被细菌感染了。宝宝泪囊被细菌感染有可能引发角膜炎，如果治疗不及时或许会影响宝宝视力。

解决方法：父母不可擅自给宝宝用药，一定要送宝宝去医院治疗。

先天泪道堵塞

刚出生1~2周的宝宝看上去眼泪很多，这或许就是泪鼻管阻塞引

起的泪囊炎。宝宝出生后一个月泪腺就发育成熟了，假如宝宝不哭也流眼泪，尤其是一只眼睛有眼泪，另一只没有，父母就要多加注意，有可能是宝宝的泪腺发生了异常。

解决方法：父母要每天给宝宝的脸盆和澡盆消毒，并用干净的棉签蘸生理盐水给宝宝洗眼睛，防止发生感染。

宝宝眼屎怎么清理

（1）父母把自己的双手洗干净。

（2）用消毒过的干净棉签蘸点温热的淡盐水（也可以是母乳）。

（3）用棉签从宝宝眼睛内侧向外侧轻柔地擦，注意擦拭的力道。

（4）用温水将干净的毛巾浸湿给宝宝清洗眼睛。

清洗宝宝眼屎要注意哪些问题

（1）父母不能用手直接去摸宝宝的眼睛，或者用不干净、不卫生的毛巾给宝宝清洗眼睛。最好使用消毒过的一次性纱布。

（2）父母给宝宝清洗眼屎时，力度一定不能过大，避免伤害到宝宝娇嫩的眼睛。

（3）在给宝宝滴眼药水时，要让他的身体保持水平并且背对光线。父母可以轻轻晃动宝宝，这样他就能睁开眼睛让父母滴入眼药水了。

（4）父母别用毛巾长时间反复给宝宝清洗眼睛，这样做会导致他的眼睛被细菌感染。

77/

母乳喂养的宝宝还用拍嗝吗

在我国传统的母乳喂养文化中，人们很少会给婴儿拍嗝排气，甚至有些医院的孕产期讲座也没有强调母乳后应该给宝宝拍嗝的细节。实际上，无论是妈妈亲喂，还是奶瓶喂养，都需要拍嗝。给宝宝喂奶后进行拍嗝，是为了防止宝宝出现溢奶、吐奶、呛奶，甚至出现窒息等危险。

新生儿吃完奶为什么需要拍嗝

母乳喂养的宝宝相对来说，不像奶粉喂养的宝宝那样容易在吃奶的过程中吸入空气。因为吃母乳的宝宝已经学会自己控制妈妈奶水的流速，自行放慢吸吮节奏，能够较好地调节自己的呼吸与吞咽。只要宝宝嘴巴与乳头含接得好，就很少会吸入空气。但是吸入空气少也不代表母乳喂养不需要拍嗝，因为预防宝宝吸入空气只是防止溢奶的一个方面而已。宝宝需要拍嗝，主要是由宝宝的生理特点决定的，这一点则无关我们用哪种方式喂养。因为溢奶、吐奶是 6 个月以内婴儿的普遍现象，宝宝的胃容量小，加之呈水平位置，贲门括约肌松弛。而对于吃奶速度比较快、含乳不当、容易肠绞痛的宝宝或妈妈奶水流速过快等情况，喂奶后应更加需要注意拍嗝。一般来说，宝宝 3~4 个月学会翻身后就很少会出现生理性吐奶了，也就不怎么需要拍嗝了。

哪些信号表明宝宝喂奶后需要拍嗝

妈妈可以观察宝宝吃奶后的日常表现，有以下情形时，应尽快帮宝宝拍嗝。

1. 奶量减少

平时吃奶量是两只乳房的宝宝，偶尔吃完一侧的乳房，就再也不愿意吃另一侧的乳房了。

2. 吃奶不安稳

宝宝刚开始吃奶，吃得好好的，之后变得很不耐烦，四肢乱动，吃进去又吐出来，反反复复。

3. 吃奶后不开心

吃完奶之后宝宝脸上的表情显得有些痛苦。

给宝宝拍嗝的方法

1. 手上拍嗝

让宝宝坐在腿上，用一只手掌根抵住宝宝的肚子，让宝宝的下巴靠在大人的手掌上方，让宝宝身体前倾，大部分重量落在大人的手掌根上，给宝宝的肚子造成反压力，用另一只手拍宝宝背部，将肚子里的气泡拍出。

2. 肩上拍嗝

向上举起宝宝，让宝宝趴到大人的肩头，让大人的肩头能作用于宝宝的肚子，用手摩擦或拍打宝宝的背部。大拇指钩住宝宝的腋窝，稳住宝宝的位置，如果宝宝趴在大人的右肩头，就用右手稳住他。

3. 腿上拍嗝

让宝宝趴在一侧大腿上（大人两腿交叠或者两腿分开），用腿部抵住宝宝的肚子。用一只手扶住宝宝的头部，另一只手拍打或摩擦宝宝的背部。

4. 单只手臂拍嗝

这个姿势特别适用于大人忙碌的时候给宝宝拍嗝。让宝宝趴在大人的前臂上，手腕抵住宝宝的肚子，可以简单地在屋内踱步，空出一只手做别的。这个姿势的缺点就是会造成宝宝吐奶吐到地上或是大人手臂上。

5. 夜间拍嗝

一般夜间喂奶是不需要拍嗝的，因为这个时候宝宝吃奶比较从容，不会吸入太多的空气。如果因为肚子里有气，引起宝宝不适，妈妈可不用起身，只要侧卧着，让宝宝趴在妈妈的臂部，给他拍嗝。

6. 背巾拍嗝

如果拍嗝拍不出来，用背巾竖着将宝宝兜在胸前，直到肚子里的气出来。

拍嗝的注意事项

1. 不要让宝宝感到疼痛

大人在给宝宝拍嗝时，注意五指并拢靠紧，手心弯曲成接水状，把握好拍嗝的力度，能够引起振动但同时又不会使宝宝感到疼痛。

2. 把握拍嗝时机

每一次喂奶中可以分为2~3次拍嗝，尽量不要等到宝宝吃完奶之后才拍。如果宝宝比较容易胀气、溢奶、吐奶，妈妈可以在喂奶前就帮宝宝拍嗝。

3. 注意喂奶姿势

妈妈注意掌握正确的喂奶姿势，喂奶前先把自己的姿势调整好，再让宝宝开始吃。

78/

母乳喂养的宝宝大便偏稀正常吗

　　宝宝出生之后，医生们总会说，孩子只要吃、睡、拉都正常，没有异常的哭闹，精神状态好，就是健康的。婴幼儿期，消化系统还没有发育完全，大便的性状会一直变化。

母乳喂养的宝宝大便偏稀是正常的

　　一般情况下，母乳宝宝的大便都是比较稀的，母乳宝宝的大便次数也比较多，一天4~6次，不用担心，这正说明了宝宝得到了足够的母乳。

母乳喂养的宝宝大便特点

　　新生儿出生几天后，母乳喂养的婴儿大便很快会变成淡黄色粘稠状，中间夹杂着一些细小颗粒。母乳喂养的婴儿大便偏稀，次数多，但不一定是腹泻。

母乳喂养宝宝可能会每天大便 6~12 次，因为母乳中含有可溶性纤维素——低聚糖，具有"轻泻"作用。加上母乳宝宝肠道中以双歧杆菌占优势，所以母乳喂养的宝宝大便偏稀，次数偏多，极少出现便秘的情况。

母乳喂养宝宝 3~6 周之后，有些母乳婴儿也有 3~4 天排一次大便，甚至一周排 1 次的情况，都属于正常现象。因为母乳中的成分容易被消化吸收，母乳在消化系统里留下的固体残渣很少，最长的大便间隔可达 7~10 天，因此，排便次数少不一定代表婴儿便秘，只要排出的大便性状（软稠度类似花生酱）是正常的，就不需要担心。

母乳喂养宝宝的大便多为金黄色或者偏黄色，偶尔有偏绿色大便，粪便的颜色和偶尔质地变化都是正常的。绿色偏稀的大便可能与着凉有关，如果婴儿某天吃了过多的食物，消化过程会减慢，粪便可能会偏绿色。另外奶量不足的话，婴儿饥饿时也会出现偏绿的大便。如果婴儿服用了补铁的药物，粪便可能变成深褐色。

母乳喂养宝宝的大便有时会有奶瓣。由于婴幼儿的胃肠道还没有发育完全，所以当胃肠道无法消化宝宝所摄入的全部母乳的时候，就会出现奶瓣，这都是正常的现象。

腹泻的婴儿，除了排便变稀，次数突然增多，水分多，还会出现异常哭闹，精神差，饮食少、睡眠不安等其他不适症状，体重增长也会受限。需要与母乳大便次数多，大便偏稀进行区别。

79/

母乳喂养的宝宝体重增长
低于奶粉喂养的宝宝，正常吗

许多新妈妈及家长都会对宝宝的体重增长十分关心，这是因为在老一辈家长的传统观念看来，宝宝体重的增长是衡量一个妈妈奶水是否足够的标准。存在就有一定的道理，确实，宝宝体重的增长不仅是检验宝宝是否吃饱的标准，还是婴儿期健康成长的重要指标。相比于给宝宝喂奶粉的妈妈来说，母乳喂养的妈妈在这方面承受的压力会更大。因此不少母乳妈妈反应，宝宝吃奶不少，可是体重增长非常缓慢，不如配方奶粉喂养的宝宝生长速率快。这是什么原因呢，有什么好办法吗？

奶粉喂养宝宝健康隐患大

首先，奶粉喂养的婴儿生长快并不意味着生长佳。并不能因为肥胖儿童胖些就更健康。我们需要摒弃一种观点，即儿童越胖越健康。人工喂养的婴儿体重增加得很快，但也增加了其今后超重、肥胖和罹患糖尿病和心血管疾病的风险。

如何判断宝宝体重是否达标

首先，妈妈们要确定宝宝的体重增长是真的缓慢，还是主观意识上觉得缓慢。不同宝宝的体重增长规律是不一样的，妈妈们不要看到别人家宝宝长得白白胖胖就觉得自己的宝宝长得太慢，要和自家宝宝之前的体重对比才能知道宝宝的体重增长是否正常。

一般而言，前 3 个月，正常的宝宝每周体重增长 180~200 克，4~6 个月时每周增长 150~180 克，6~9 个月时每周增长 90~120 克，9~12 个月时每周增长 60~90 克。早产宝宝在一开始的体重增长会更快些，这是因为他们摄入的热量要高于正常宝宝，才能满足身体各项功能发育的需求。如果宝宝的体重增长在上述范围内，那么说明宝宝的体重增长完全正常，妈妈们不用担心。

宝宝不长肉是母乳喂养不当吗

在排除了疾病因素的前提下，妈妈要仔细观察一下宝宝的吃奶模式，以及其他生活习惯，从中判断到底是什么原因导致宝宝体重增长缓慢。国际母乳会的专家认为，体重增长缓慢的最常见原因是母乳喂养方法不当，宝宝吸奶量不够多。其中比较常见的现象有以下几种。

1. 热量摄取不足

前面我们讲到，在喂奶过程中，母乳中的营养成分并不是一成不变的。一般我们将刚开始分泌的外观比较清淡稀薄的乳汁称为前奶，将之后分泌的外观比较浓稠且呈白色的乳汁称为后奶。前奶富含水分、蛋白质、维生素，以及免疫球蛋白等，而后奶则富含脂肪、乳糖和其他营养素。前奶可以给宝宝解渴，而后奶可以让宝宝充饥。

一般而言，后奶需要在乳汁分泌一段时间后才会出现。所以，虽然有些妈妈的乳汁十分充足，但是由于宝宝吸吮的时间不够长，没有得到高脂肪、高热量的"后奶"，即使小便数量正常，发育也良好，仍然会体重增长缓慢。有些时候是因为妈妈误以为应该人为地限制宝宝对于每一边乳房的吸吮时间；有些时候则是因为宝宝吃着吃着就睡着了。对于前一种情况，妈妈应尽量让宝宝长时间吸吮，让宝宝自己决定什么时候吃够了，吃空一边再换到另一边。对于后一种情况，妈妈们可以采取一些措施，唤醒宝宝继续吃奶。比如先让宝宝尽情吸吮，在瞌睡来临时换到另一边喂；还可以在宝宝将要睡着时换尿片，以便唤醒宝宝。有些宝宝只需要吃一边乳房就饱了，有些则需要吃完两边乳房才能够满足其成长的需要。

2. 其他添加物干扰了宝宝对母乳的吸收

母乳喂养的宝宝不需要喝水或果汁。母乳中含有宝宝成长所需要的几乎全部营养。错误地添加水或者果汁，只会稀释母乳的热量，导致宝宝体重增长缓慢。添加奶粉也会减少宝宝对母乳的吸吮频率，引起母乳分泌量下降。过早添加低热量辅食也会降低宝宝摄取的营养质量。

3. 哺乳姿势不正确，宝宝吸吮效率不高

每次哺乳时，宝宝一开始的吸吮能够刺激妈妈的乳汁"下来"。妈妈乳汁"下来"之后，宝宝的每一次吸吮都应该伴随着吞咽。最初的饥饿感被满足后，宝宝的吸吮会缓慢下来。如果妈妈听不到宝宝的吞咽声，可能是宝宝没有正确地含住乳头进行有效吸吮。这时最好中断宝宝吸吮，重新让宝宝衔叼乳房。

4. 喂养次数不够

有些妈妈被告知每3~4个小时喂一次奶就够了；还有一些妈妈误以为宝宝应该按时哺乳，人为地制定宝宝的吃奶时间；而有极少数宝宝则天生比较安静嗜睡，吃奶不是很积极。新生儿应该平均每24小时哺乳 10~12 次。有些宝宝不用吃这么频繁，有些宝宝却需要更频繁地哺乳才能够成长。如果宝宝每天吃奶次数在 10 次以下而且体重增长缓慢，妈妈应该采取措施，增加哺乳次数，以增加宝宝对养分的摄取，也同时增进乳汁的分泌量。

5. 其他因素

烦躁不安的宝宝、早产儿等容易产生吸吮无力甚至拒绝吸吮的情况。分娩过程顺利与否、是否剖腹产等，有时会影响最初的开奶效果。宝宝的健康状况，比如是否有黄疸、低血糖，是否需要补充维生素；妈妈的健康状况和心理状态，比如是否生病、吃药、怀孕、使用口服避孕药，是否经常性吸烟、饮酒，是否为了恢复体形而节食，乳房是否动过手术，是不是心情紧张焦虑等，都会影响哺乳。另外需要观察的是宝宝的大小便情况。

"袋鼠喂养法"的神奇效果

要解决宝宝体重增长缓慢的问题，不仅需要在哺乳方面做出努力，还需要妈妈经常地与宝宝有亲密的皮肤接触。美国的育儿专家推荐用婴儿抱带将宝宝每天数小时甚至整天挂在妈妈身上，搂在妈妈怀里，像袋鼠一样的亲子喂养模式。一方面能增加宝宝的吸奶频率，另一方面可以协助妈妈更好地掌握和满足宝宝的需要，最重要的是刺激宝宝体内生长激素的分泌，促进宝宝生长。实践证明，这个方法对于宝宝的体重增加有着"神奇"的效果。

80/

宝宝边吃母乳
边睡觉怎么办

有的宝宝一吃奶就会睡着，过不了多久却又醒来哭吵着要吃奶，吃了一会儿又睡着了，来来回回好多次，不仅宝宝睡不好，妈妈也会很疲惫，宝宝到底为什么会这样呢，怎么办呢?

为什么宝宝吃奶的时候爱睡觉

1. 宝宝自我保护

由于新生儿大脑发育尚不完善，大脑皮层和神经细胞兴奋性低，耐劳力差，容易疲劳，所以决定了新生儿总的睡眠时间较长。而睡眠时间和次数又与宝宝的年龄呈反比，年龄越小睡眠的时间和次数就越多。

睡眠能使宝宝免受外界的干扰，使机体的各项生理功能不断完善，得到充分发育，这是宝宝正常的、生理性的自我保护现象，保护宝宝脆弱的大脑细胞不受外界过度刺激。所以这就是为什么有一部分宝宝为了满足自己的睡眠要求，连吃奶时也会偷着睡一会儿。

2. 母乳不足

宝宝一吃奶就睡着的另一个原因是母乳不足。遇上这种情况，妈妈不妨先量量宝宝的体重，若体重不增，并没生病，那么就应及时给宝宝补充配方奶粉，否则，每次吃奶都吃不饱，也会影响宝宝的健康。

3. 吸吮太累

吃奶对宝宝来说是一件耗费体力的事情，加上喂奶时宝宝都依偎在妈妈怀中，既温暖又舒适还安全，宝宝确实会享受良好的睡眠环境。但这时的睡眠通常不是完全的安静睡眠，当你把乳头或奶嘴拔出，宝宝就醒了。

宝宝吃奶睡觉怎么办

首先，在喂奶时，当感觉到宝宝停止吸吮将要睡着时，轻轻动一下乳头或转动一下奶嘴，宝宝就又会继续吸吮了。必要时还可轻捏宝宝的耳郭或拍拍宝宝的脸颊、揉揉耳垂、弹弹足底，给宝宝一些觉醒刺激，延长兴奋时间，使宝宝吃够奶。如果宝宝实在不醒也不要勉强，让宝宝在小床上睡，过不了多久宝宝醒来就可继续喂食。

如此连续四五次之后，由于数次吸乳，宝宝所需乳量已得到满足，就会睡较长时间，甚至四五个小时不醒。这时也不必把他唤醒，等宝宝饥饿时自会醒来，虽然这样喂奶的时间规律被打乱，但并不会影响宝宝的吃奶量。这种喂奶方法实际上就是"按需喂奶"。等到宝宝满月后，一吃奶就睡觉的情况会逐渐改变，那时再建立按时喂奶的习惯也不晚。

81/

月子里的宝宝睡得久，
需要叫醒喂奶吗

月子里的宝宝睡眠时间会比较长，有些新手爸爸妈妈一直纠结，宝宝睡的时间很长了，用不用叫醒喂奶呢？叫醒喂奶肯定会打扰宝宝的美梦，不叫醒又担心宝宝会饿着。而且现在都是提倡按需喂养，睡觉时间长可能宝宝不饿吧。自从有了娃儿，纠结的事可谓一件接着一件。当然，纠结归纠结，该把宝宝叫醒喂奶的时候，还是需要果断行动的！那么应该如何把握不同月龄宝宝的喂奶时间呢？都要把他们及时叫醒喂奶吗？

叫醒宝宝吃奶的前提条件

一般来说，宝宝睡着后，是不建议叫醒宝宝吃奶的。因为人体70% 左右的生长激素都是深睡眠的时候分泌的。如果宝宝深睡眠时频频被叫醒吃奶，就会影响宝宝的情绪和睡眠质量，时间长了，还会影响宝宝的生长发育。当然，大部分事情都不是绝对的。

新生儿

一般来讲，从生理角度看，母乳在新生儿胃中排空时间短，约3~4小时即可排空；同时新生儿体内糖原贮存较少，饥饿状态时容易出现低血糖，影响大脑的发育。所以白天在保证按需喂养的情况下，喂奶间隔时间大约是 3 小时。如果宝宝在睡觉，超过 4 个小时就应叫醒宝宝喂一次奶，而到了夜晚间歇时间可适当延长一些。

3~4 个月的宝宝

随着月龄的增长，喂奶间隔时间逐渐延长，3~4 个月的宝宝夜里可连续睡 10 个小时，所以夜晚哺乳一次即可，不要过于频繁去打扰宝宝的睡眠。

6 个月以后的宝宝

6 个月后的宝宝添加辅食后，夜晚大都能一觉睡到天亮了。所以这个时候也是断夜奶的好时机，如果宝宝安睡一整晚，家长就不需要叫醒宝宝吃东西了。

坚持按需喂养是母乳喂养中的基本原则

按需哺乳，是指没有任何时间限制，根据宝宝和母亲的需要给予喂奶，具体地说就是，宝宝饿了要喂，妈妈觉得奶胀的时候也可以给宝宝喂，喂奶的次数和时间间隔不必刻意限制。

所以，各位新手爸妈别总担心会饿着宝宝，如果宝宝真饿了，自然会醒来闹着要奶吃的。如果没有醒来，在排除疾病因素后，那就可能是宝宝不太饿。总之，宝宝体重增加正常，醒来精神状态良好，就不需要叫醒宝宝吃奶。

82/

宝宝溢奶或者吐奶，是因为吃得太多吗

　　妈妈们在喂完宝宝后，有时会发现宝宝从嘴里流出一两口的奶液。很多宝宝在喝完奶后会出现吐奶、溢奶的现象，这让不少新手爸妈慌了手脚，更是忍不住担心，宝宝到底是怎么了？是吃太多消化不良了吗？

　　儿科专家认为，溢奶和轻微的吐奶是新生儿和小婴儿的常见现象，随着月龄增长这种情况会逐渐减少，在宝宝1~2个月的时候最严重，4个月后会好转，半岁后基本上就不会再发生了。

溢奶和吐奶的区别

　　溢奶：一般指的是生理性吐奶。宝宝在喝完奶后，从嘴角流出一两口奶液的情况，通常量不多，宝宝也不会有痛苦的表情，甚至有些宝宝在溢奶后会更舒服。溢奶是新生儿特有的生理现象，妈妈们不用担心。因为宝宝的胃容量很小，且呈水平位，而且胃部贲门肌肉发育不完善，当胃里有气体存在时，容易将奶液带出。另外，如果在宝宝喝奶后调整体位，如换尿布等，也容易引起溢奶。

　　吐奶：不同于溢奶，吐奶时量比较多，奶液多呈喷射性喷出，有时还会从鼻子里喷出。宝宝在吐奶时会有张口伸脖、表情痛苦的表现。吐奶通常是病理性的，一般是由于宝宝的消化功能紊乱或者消化道器官受到异常刺激后的一种神经性反射动作。轻微的或者偶尔吐奶不需要就医，如果宝宝吐奶严重，或者吐奶后伴有哭闹不安、精神萎靡、发热等其他异常情况，最好及时就医。

如何正确处理宝宝吐奶

如果宝宝吐奶了，妈妈们应该怎么办呢？不妨试试以下处理办法。

1. 使宝宝的上身保持抬高的姿势

一旦呕吐物进入气管，很容易会导致窒息，因此在让宝宝躺下时，最好将浴巾垫在宝宝身体下面并保持上身抬高。如果宝宝是在躺着的时候发生吐奶，可以把宝宝脸侧向一边。

2. 吐奶后，每次给宝宝哺乳的量要减少到平时的一半

在宝宝精神恢复过来又想吃奶的时候，我们可以再给宝宝喂些奶，但是不能像之前那么"豪饮"，每次哺乳量要减少到平时的一半左右，不过哺乳次数可以稍稍增加。在宝宝持续呕吐期间，我们只能给宝宝哺乳，而不能喂其他食物，包括辅食。

3. 呕吐后30分钟再为宝宝补充水分

宝宝吐奶后，如果马上给宝宝补充水分，很可能会再次刺激宝宝的消化系统，引起呕吐。因此，最好在吐奶后30分钟左右，用勺子先一点点地试着给宝宝喂些白开水，如果宝宝没有再出现呕吐或者其他排斥行为，再缓慢加量。

4. 吐奶后，要注意密切观察宝宝的状况

在宝宝躺着时要把宝宝头部垫高，或者直接把宝宝竖着抱起来。吐奶后，宝宝的脸色可能会不好，但只要稍后能恢复过来就没有问题。宝宝呕吐得到缓解后，如果宝宝还有精神不振、只想睡觉、情绪不安、无法入睡、发烧、肚子胀等现象，则可能是生病了，需要立即看医生。

宝宝在3~4个月大之后，不仅可以很好地掌握吸吮技巧，而且贲门的收缩功能也已发育成熟，所以吐奶的次数也会明显减少。在此之

前，每次哺乳后家长最好帮助宝宝拍嗝，使宝宝顺利进食。另外，哺乳后最好让宝宝在安静状态下竖立20~30分钟，吃饱后别让宝宝立刻躺着或者急着让宝宝玩游戏等。

如何预防宝宝漾奶或者吐奶

1. 少量多次

宝宝，尤其是新生儿的胃容量比较小，一次性喂奶过多容易造成溢奶，建议采用少量多次的喂养方式。

2. 先换尿布后喂奶

如果喂奶时间和换尿布的时间正好重合，那么建议先换尿布后喂奶，喂奶后不宜过多翻动宝宝。像洗澡等活动也要安排在喂奶前或者喂奶一小时后。

3. 避免吃奶时吸入空气

如果是母乳喂养，妈妈要让宝宝的嘴含住整个乳头和大半部分的乳晕，不要留有空隙，妈妈需适当控制母乳流速。如果是人工喂养，要选择合适的奶嘴，并让奶液充满奶嘴的奶头部分，还要避免奶头孔径过大。

4. 喂完奶后拍个嗝

喂完奶后，妈妈应尽量将宝宝轻轻竖抱起来，以一定的力度从纸尿裤的位置起由下而上拍打后背，帮助宝宝打个嗝，排出胃里的空气；也可以尝试喂3~5分钟后停一下，轻拍几次再继续喂。

5. 睡觉时可将上身垫高

宝宝如果喝完奶后就睡觉，妈妈可以将宝宝的上半身（注意一定是上半身，不能仅是头部）垫高15~30°，让宝宝右侧卧一会儿，再改为仰卧。

83/

宝宝呛奶窒息
如何急救

呛奶是新生宝宝常见的异常表现。轻微的呛奶，宝宝可以自己调适呼吸及吞咽动作，不会把乳汁吸入气管。但呛奶严重的宝宝不能把呛入呼吸道的奶咳出，容易导致窒息。因此，当宝宝发生呛奶窒息时，家长一定要知道一些急求措施，争分夺秒立即抢救。

体位引流

如果宝宝饱腹吐奶，发生呛奶时，应让宝宝平躺，脸侧向一边或侧卧，使乳汁流出，并防止吐出的奶再次流入咽喉及气管。如果宝宝吃奶之初，咽奶过急发生呛奶，胃内空虚时，应立即将宝宝俯卧在抢救者腿上，腿伸直，使宝宝的上身前倾45~60°，利于气管内的乳汁引流出来。必要时甚至可以抓紧宝宝的双脚把宝宝倒提起来，以防乳汁呛到气管里，从而引起吸入性肺炎。

清除口咽异物

将宝宝呛入的乳汁引流出来后，如果家里有抽吸装置，应立即用吸球或小儿吸痰机接通婴儿吸痰管，插入宝宝口腔咽部，将流出的乳汁、呕吐物吸出。如果没有抽吸装置，可用手指缠纱布伸入宝宝口腔，直至咽部，将流出的乳汁吸干。避免宝宝吸气时再次将流出的乳汁吸入气管。

刺激哭叫咳嗽

用力拍打宝宝背部或揪掐刺激宝宝的脚底板，让宝宝感到疼痛而哭叫或咳嗽，有利于将气管内呛入的乳汁咳出，缓解窒息。

辅助呼气

抢救者用双手拢在宝宝上腹部，冲击性向上挤压，使其腹压增高，借助膈肌抬高和胸廓缩小的冲击力，使气道呛奶部分喷出，待手放松时，宝宝可回吸部分氧气。反复进行，使窒息缓解。

补充维生素 A 预防呛奶

研究发现，宝宝呛奶与维生素 A 缺乏密切相关，维生素 A 对维持皮肤黏膜上皮细胞组织的正常结构和健康具有重要作用。新手妈妈应多摄取含维生素 A 和胡萝卜素丰富的食物，如蛋类、动物肝脏和有色蔬菜等。新生宝宝则可适当补充些鱼肝油及维生素 A 胶丸等，都能很好地预防宝宝呛奶。

84/

宝宝进入厌奶期，妈妈应该如何面对

宝宝 4~5 个月大时，可能会不再像前面 3 个月那样专注吃奶，而是吃吃停停，并且很容易因外界干扰而停止吃奶，这一时期被称为"厌奶期"。这种情况也可能在宝宝 6~10 个月左右出现。妈妈应该如何应对呢？找准"病根"对症下药。

宝宝自身的原因

1. 病理性原因

宝宝喉咙疼痛、鼻塞、胃食管反流、出牙、口腔疼痛（比如鹅口疮）、耳部不适（比如感染）、疫苗接种后不适等，都可能导致宝宝厌奶。

2. 衔乳问题

宝宝吸奶的方式有问题，吸奶有困难。

3. 吮吸能力变强

宝宝吸吮效率更高，不需要很长时间便能完成哺乳，如果哺乳妈妈要求继续，宝宝就可能拒绝哺乳。

4. 宝宝自身发育程度影响

3月龄后的宝宝，对周围环境表现出更加浓厚的兴趣，因此容易分散注意力而无法专心哺乳。同时，随着月龄的增加，生长速度减缓，相比小婴儿阶段，不再那么容易饥饿，哺乳不需要像以前那样频繁。

5. 情绪问题影响

宝宝过度兴奋、紧张、疲劳，或者哺乳间隔过长导致宝宝烦躁，可能出现哺乳困难。另外，如果哺乳时宝宝咬乳头，妈妈的反应过于强烈，也可导致宝宝紧张不安，出现厌奶情绪。

6. 过早或过度使用奶嘴

在尚未建立良好的母乳喂养习惯前就开始使用奶嘴，或者过度使用奶嘴来满足宝宝的吸吮需求，产生依赖，也可能导致宝宝对母乳失去兴趣。

7. 添加辅食影响

添加辅食以后，宝宝对母乳的需求相对也会降低。

妈妈的原因

1. 乳汁过多

妈妈乳汁过多，特别是奶阵时乳汁喷射，宝宝来不及吞咽就容易被呛到，这可能导致宝宝产生阴影。抵触吃母乳。

2. 母乳变少

添加配方奶粉和辅食会让宝宝对母乳的需求变少，吸吮频率降低，进一步导致母乳减少，降低宝宝对母乳的兴趣。

3. 乳头问题

比如乳头严重内陷，导致宝宝含乳困难。

4. 妈妈摄入过多咖啡因

可能导致宝宝过于兴奋，烦躁不安，不能安稳吸奶。

5. 妈妈的身体气味改变。

妈妈换了沐浴液、香水等，宝宝可能不习惯，产生抵触情绪。

6. 乳汁口味改变

妈妈吃了一些可能导致乳汁口味改变的食物或药物，比如妈妈身体不舒服用某些治疗药物、哺乳期间使用避孕药，哺乳期间怀孕；或在哺乳前运动等。以上均有可能导致妈妈的乳汁味道有变化，让宝宝不喜欢。

如何顺利度过厌奶期

1. 排除疾病

如果宝宝表现异常，怀疑生病，应该尽快去医院排查和诊治。

2. 查明厌奶原因

妈妈要仔细回顾一下日常生活中的改变，比如是否食用特殊食物、使用新香型的沐浴液、服用药物、来月经、服用避孕药等。如果宝宝厌奶与某些生活的习惯改变出现在相同时间，可以尝试恢复从前的规律。

3. 注意周围环境安宁

选择在安静而昏暗的环境中哺乳，减少情绪干扰。也可以尝试让宝宝一边吸奶一边静静地看其感兴趣的事物，比如宝宝最喜欢的玩具。

4. 哺乳前期准备

哺乳前，尝试先安抚宝宝，比如哼唱、轻摇、包裹或者按摩等。如果明确宝宝由于出牙原因拒绝哺乳，那么在哺乳前先用清洁的手指或者清洁的冰凉布巾按摩牙床。

5. 尝试新的哺乳姿势

比如由摇篮式换为半躺式或橄榄球式，避免长期固定姿势产生疲劳感。

6. 把握喂奶时机

尝试在宝宝困倦或者半睡半醒时哺乳，这对 3 月龄后的宝宝通常较为有效。

7. 哺乳时注意安抚宝宝

如果妈妈体力允许，尝试哺乳时抱着宝宝稍稍走动，同时安抚轻拍或者使用舒适的摇椅进行哺乳。

8. 控制喷乳反射

哺乳前，先尝试稍稍泵奶，让奶阵减缓后，再让宝宝吸吮。

9. 采取吸吮切换技巧

让宝宝先吸吮手指或奶嘴，在不经意间换至乳头哺乳。

10. 对宝宝咬乳头的反应不宜过激

如果宝宝咬乳头，尽量不要反应过激，此时可以将手指伸入宝宝口腔来中断吸吮。

11. 培养宝宝主动吸吮的意识

尝试把宝宝放在妈妈胸口肌肤接触，引起宝宝主动吸吮的兴趣。

85/

米汤和粥油能作为
6月龄内宝宝的主要食物吗

有的妈妈出于种种原因无法给6月龄内的宝宝继续母乳喂养，尝试添加配方奶粉，但是宝宝吃惯了母乳排斥奶粉。家里老人就念叨着，宝宝不喝奶粉的话，试试给他喝米汤吧，说米汤性平不上火，营养丰富。那么米汤真的可以作为婴儿的主要食物吗？

过去的米汤确实有营养

老年人经常说到，我们过去生了孩子奶水不够的时候，哪有什么奶粉营养品，用碗米汤就能把孩子喂得白白胖胖的。实际上，米汤又称粥油，是大米或者小米这类谷物经过长时间熬煮后，浮在最上面一层黏稠的物质。清代名医王士雄在其著作《随息居饮食谱》中说："贫人患虚症，以浓米汤代参汤，每收奇迹"。意思是说人身体虚弱的时候，如果买不起人参可以用浓米汤替代参汤来调养身体，会有很好的效果。之所以这样说，一是因为古代社会不发达，能够用来调养身体的手段本来就不多，汤米汤制作简单，很适合普及。二是在熬制过程中，大米胚芽中含有的蛋白质以及大米糊粉层中丰富的氨基酸和维生素进入米汤中，使得这种米汤不油不腻，又很容易下咽，因此很适合用来给身体虚弱的病人补充营养。说到这里，你可能也觉得，原来老人们说的还是很有道理的。但是现在的米汤营养如何呢？

现在的米汤和过去的很不一样

我们知道，好的米汤中的营养主要来自胚芽和糊粉。胚芽可提供蛋白质，糊粉可提供多种氨基酸和维生素。而我们现在吃的大米都属于精制大米，在制作过程中已经损失了几乎100%的胚芽和大部分的糊粉。如果熬粥之前再将米淘两遍，糊粉也基本被洗掉干净了。所以，现在的米汤中蛋白质的含量非常低，氨基酸和维生素的含量也有限，主要都是水和淀粉。而半岁以内的宝宝成长迅速，需要大量的蛋白质。米汤中含有的蛋白质远不能满足宝宝成长的需要。

尽量不要用米汤代替宝宝主食

还记得当年吃了劣质奶粉的那些孩子吗？婴儿因为长期食用蛋白质含量达不到国家规定标准的奶粉，缺乏蛋白质导致头部水肿，成了"大头娃娃"。因此米汤绝对不能代替母乳或者母乳代用品，用来当作婴儿的主要食物。可是断奶后，应该如何保证宝宝的营养呢？

让宝宝爱上奶粉

宝宝断奶后不爱喝奶粉一般是出于两个原因，要么不习惯奶粉的味道，要么不喜欢奶瓶，不妨先从这两个方面着手。

1. 让宝宝习惯奶粉的味道，别频繁换奶粉

首先，妈妈需要了解奶粉的种类，选择口感清淡接近母乳味道的奶粉。其次，奶粉温度要合适，最好的温度是和母乳接近，37℃最好。喂宝宝前用手腕内侧，测试奶温很重要，一定不能省掉这一步。太凉太烫，都会影响宝宝对奶粉接受度。

2. 留意奶嘴的设计

宝宝厌奶可能是因为奶嘴的口径大小不合适，不容易吸吮，使他无法顺利喝奶。妈妈可以测试下奶嘴口径（测试方式：把奶瓶倒过来，如果牛奶会呈水滴状以每秒2~3滴的速度滴出，则奶嘴口径大小合适。）或尝试不用奶瓶，改用小勺喂，或使用鸭嘴杯、吸管杯等。

86/

添加辅食后
宝宝厌奶了怎么办

很多妈妈会遇到这样的问题，宝宝到了添加辅食的月龄，可是添加辅食后，宝宝开始厌奶了，怎么办？

辅食调味料添加过重

如果辅食中添加了盐、其他调味品或糖等，会导致辅食的味道较乳类重，一旦宝宝接触了口味较重的食物，很可能会对淡味的母乳或配方奶粉不感兴趣了，因此建议辅食应保持清淡。

1岁以内宝宝的辅食不要加盐及其他调味品，少给宝宝吃甜食。这样不仅缓解了对宝宝吃奶的影响，而且有利于培养宝宝清淡的饮食习惯，减少成年期罹患高血压等疾病的风险。

喂奶时机不合适

宝宝的胃容量及消化能力是有限的。建议在宝宝有饥饿表现或距离前一顿进餐有4小时左右时再喂奶。

喝奶的方式需要改变

宝宝添加辅食后，会对母乳亲喂或奶瓶吃奶失去兴趣。这种情况下新妈妈可以尝试不用奶瓶或不亲喂，而改用勺子或杯子喂奶。

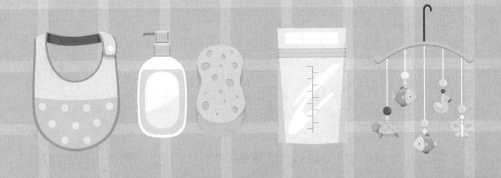

早产儿母乳喂养要点

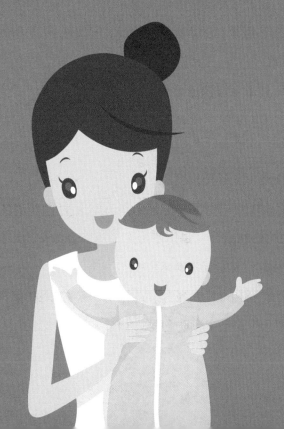

87/

早产宝宝吃什么

早产儿是指出生胎龄小于 37 周的新生儿。对过早离开母体的早产宝宝来说，消化功能没有发育完全，胃部容量很小，对营养物质的需求与足月儿不同，充足均衡的营养不仅关系到宝宝近期生长和疾病康复，还直接影响其远期预后。那么对于早产宝宝来说，家长应该如何为其选择合适的口粮呢?

早产儿母乳

早产母乳的生物学价值非常高。早产妈妈的乳汁成分和足月妈妈的乳汁成分不同，其中含有一些早产宝宝生长所需要的特殊的营养成分，不仅营养丰富，更具有生物学功能，完全是为早产宝宝量身订制的。

1. 有利于宝宝快速生长

早产母乳中蛋白质含量高，乳清蛋白比例高，有利于早产宝宝快速生长。

2. 促进宝宝肠道发育

早产母乳含益生菌，能促进早产宝宝肠道菌群的正常定殖，还含有许多生物活性成分，是早产宝宝肠道健康发育的基础。

3. 提高宝宝免疫力

早产母乳中的乳铁蛋白、溶菌酶、免疫球蛋白、吞噬细胞和干扰素等有助于帮助宝宝预防包括败血症和脑膜炎在内的严重感染，对于早产宝宝这类高危群体非常有益。

4. 母乳喂养可减少坏死性小肠结肠炎的发生

研究表明，早产宝宝出生 14 天内摄入母乳越多，坏死性小肠结肠炎的发生率和死亡率越低。

母乳强化剂

对于母乳喂养的早产儿来说，可以通过添加母乳强化剂，强化母乳营养，补充不足。母乳强化剂的适用范围为出生体重 ≤ 1500 克和（或）≤ 孕 34 周的早产儿。母乳强化剂添加时间：当早产儿耐受 100 毫升 /（千克·天）抽吸出的母乳之后，将母乳强化剂加入母乳中进行喂哺。但是如果早产儿需要限制喂养的液体量，例如患慢性肺部疾病时，母乳强化剂应在宝宝对母乳的耐受量达到 100 毫升 /（千克·天）之前开始使用，以提供足够多的蛋白质和能量。

早产儿配方奶

可分为液体和粉状两种。液体奶是按比例调配好的即食瓶装奶液。粉状即配方奶粉，需要临时调配。早产儿配方奶保留了母乳的优点，用于补充母乳对早产儿营养需求的不足，适当提高热量，使配方奶的蛋白质、糖、脂肪等营养素易于消化和吸收。但早产儿配方奶中缺乏母乳中的许多生长因子、酶、IgA 和巨噬细胞等。

液体乳类食物是婴儿出生后几个月最适合其消化系统的食物，是唯一能满足婴儿出生后几个月内快速生长的高能量食品，是婴幼儿生长的液体黄金。母乳无疑是此时期婴儿最好的食物，因此国际卫生组织（WHO）建议至少 6 个月的纯母乳喂养，并从第 6 个月开始搭配营养丰富的婴儿辅食，同时继续母乳喂养直到婴儿 2 岁甚至更大。

88/

如何给早产宝宝坚持母乳喂养

出生越早的早产儿，各器官系统功能越不成熟，早产儿母乳被称为"超级母乳"，为早产宝宝量身定制，帮助宝宝住院期间健康发育。那么如何给早产宝宝坚持母乳喂养呢？

需要更多耐心

根据月份和体重的不同，早产宝宝能够直接哺乳的时间从出生后几天到几星期不等。早产宝宝第一次吃上母乳，是对新妈妈的耐心和毅力的考验。早产宝宝相对足月宝宝更弱小，更容易疲劳，需要新妈妈额外地抱和哄。传统的哺乳姿势也许不适合特别小的早产宝宝，新妈妈需要用胳膊托住他的全身，用手掌支撑他的头颅，用另外一只手托住乳房，轻轻地送给宝宝。喂奶的时候不能着急，早产宝宝吃奶并不是越快越好，一般要将单次喂奶的时间控制在30~40分钟。如果早产宝宝这次没有吃好，下次也许会进步一些，妈妈的坚持和耐心比什么都重要。

坚持挤奶存奶

如果早产宝宝住院暂不能吃到母乳，新妈妈也要坚持挤奶，把挤出的奶储备起来，让宝宝出院后能立即吃到母乳，这样做也能保证母乳的分泌量。一开始每天至少挤5次，挤出来的奶在5~8天之内可以喂给宝宝，也可以放冰箱冷藏，如果不能在短时间喂给宝宝，则需要冷冻起来。如果条件允许，可以把挤出来的母乳送到医院喂给宝宝。

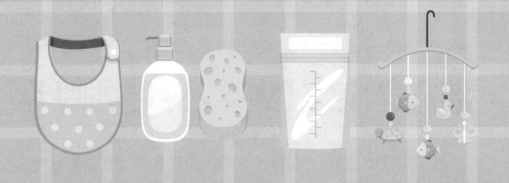

特别宝宝母乳喂养要点

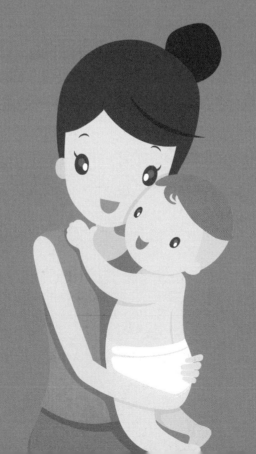

89/

剖宫产宝宝也要及时母乳喂养

顺产的妈妈，产后半小时就可以进行母乳喂养了。而剖宫产妈妈由于没有经过自然的分娩过程，体内的催乳素分泌不足；术后禁食、禁水也会影响乳汁的分泌；加上术后的体位限制、疼痛、心理因素等影响哺乳，故剖宫产孩子的母乳喂养率很低。研究发现，剖宫产术后产妇泌乳的启动时间，也就是胎儿娩出至产妇自觉乳胀、挤压乳房第一次有奶水排出的时间，要比自然分娩的新妈妈晚近 10 个小时。那么，剖宫产的新妈妈如何成功给宝宝进行母乳喂养呢？

术后半小时及时开奶

新生儿出生后 20~50 分钟的吸吮反射最强，如能在此期间充分有效地实施"三贴"，即胸贴胸、腹贴腹、婴儿口腔贴产妇乳房，以及"三早"，即早抚触、早吸吮、早开奶，不仅可巩固新生宝宝的吸吮反射，还可以刺激乳头神经末梢，从而促进催乳素释放，使奶水提前分泌，提高泌乳量。因此，剖宫产的新妈妈们应积极采取早接触、早吸吮等催乳技巧，及早开奶。

减轻剖宫产切口的疼痛

剖宫产术后疼痛，不仅影响产妇的休息和睡眠，而且会产生一系列的疼痛、焦虑、交感神经兴奋等不良反应，这些都可以抑制泌乳。特别是术后 3 天内，腹部切口的疼痛不适感是最突出的，同时疼痛还会严重影响产妇的活动,导致产妇行动不便。这直接导致哺乳姿势受限,影响宝宝对乳头的含接,使母乳喂养更困难,也使产妇感到力不从心,甚至失去信心。这种情况下可以根据医嘱适当选择止痛泵或止痛药来缓解疼痛。

缓解紧张等不良情绪

刚刚生完宝宝,产妇几乎都存在不同程度的焦虑、不安、抑郁、恐惧等心理方面的问题。剖宫产的新妈妈们对于手术本身就存在紧张情绪,加之术后疼痛、行动不便及睡眠欠佳、疲劳的影响,以及对于产后角色转换的不适应,心理问题更加突出,更易情绪低落,不知所措,对成功哺乳没有足够的信心。

而人体神经内分泌的变化,很大程度上受到心理因素的调控,不良心理因素会影响垂体分泌催乳素,进而影响奶水分泌。研究证实,缓解紧张情绪能促进奶水分泌,因此,对于剖宫产的新妈妈,家人应该给予更多的关心、照顾、鼓励,注意她的情绪变化,通过安慰的话语和实际行动,帮助她们解除顾虑,使她们感受到"初为人母"的喜悦,这样才会有助于乳汁分泌。

采取正确的哺喂姿势

母乳喂养的体位,直接影响宝宝口腔含接乳头的姿势。新妈妈在平卧位时,乳房显得较平坦,乳头及周围乳晕不易凸出,宝宝不易含住乳头及大部分乳晕,侧卧位也不利于形成良好的含接姿势。宝宝的含接姿势不好,容易造成妈妈的乳头疼痛及乳头皲裂等现象。

虽然,坐位哺乳应该是最佳体位,但剖宫产的新妈妈最初几天因腹部切口疼痛,或切口受压和摩擦,不利于伤口愈合,所以建议采取环抱式坐位哺乳方法,不仅妈妈舒适方便,而且宝宝可以有效吸吮奶水。

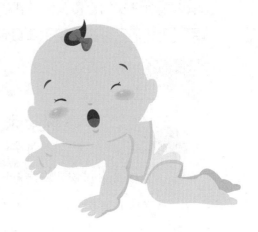

90/

如何预防双胞胎或
多胞胎宝宝出生后低血糖

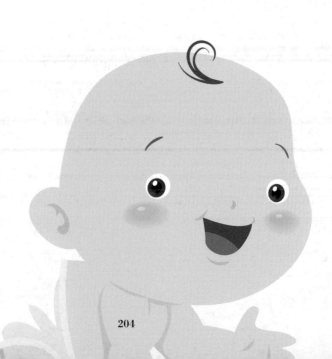

多胞胎宝宝往往先天不足，更需要特别注意喂养，作为双胞胎或多胞胎宝宝的父母，需要付出更多的艰辛。多胞胎宝宝出生时容易发生低血糖，那么如何预防双胞胎或多胞胎宝宝出生后低血糖？

出生后先喂糖水

双胞胎或多胞胎宝宝体内不像单胎足月宝宝有那么多的糖原贮备，足月出生的宝宝"自带三天口粮"，可以不进食坚持一段时间，但是双胞胎或多胞胎宝宝如果饥饿时间过长，可能会发生低血糖，重者可影响宝宝大脑发育，甚至危及生命。所以双胞胎或多胞胎宝宝出生半小时后就可以喂一定的糖水。如果喂糖水没有出现呕吐情况，就可以喂奶了，要尽早开奶，勤喂奶，预防宝宝出现低血糖的情况。

首选母乳喂养

母乳依旧是双胞胎或多胞胎宝宝首要的营养品，根据大部分多胞胎妈妈的经验，给双胞胎乃至多胞胎进行纯母乳喂养是完全可能的，宝宝吸吮越多，乳汁也会分泌得越多。

双胞胎在喂养方法上可以采取一边乳房喂养一个宝宝的方式，给两个宝宝同时喂奶。每次喂奶时，可让两个宝宝互相交换吸吮两侧乳房。因为宝宝的吸吮能力和胃口有差异，每次交换吸吮，有助于两侧乳房均匀分泌更多乳汁。三胞胎或多胞胎也可按上述方法交换喂奶。

少量多餐喂养

相较于一般的新生宝室，双胞胎或多胞胎宝宝绝大多数不是足月娩出，存在发育不成熟、胃容量小、消化能力差、极易溢奶的情况，因此宜采用少量多餐的喂养方法，别让宝宝一次吃太饱，以免引起宝宝消化不良，导致腹泻。

双胞胎或多胞胎宝宝大多身体瘦小，热量散失较多，热能需要按体重计算。一般体重不足 1500 克的新生宝宝，每 2 个小时喂奶 1 次，每 24 小时喂奶 12 次；体重 1500~2000 克的新生宝宝，夜间可减少 2 次，每 24 小时喂奶 10 次；体重 2000 克以上的新生宝宝，每 24 小时喂奶 8 次，平均每 3 个小时喂奶 1 次。

及早添加营养素

由于新妈妈在孕期的时候就要孕育多个胎儿，对营养素的摄入往往不足，导致刚出生的宝宝体内的各种营养素贮备较少，因此要尽早给双胞胎或多胞胎宝宝添加营养素。

一般足月单胎出生的宝宝从妈妈那里获得的贮存铁约在出生后 3~4 个月就被消耗得差不多了，而多胞胎宝宝体内贮存铁消耗的时间更加提前，在出生后 1 个月血清中铁含量就会急剧下降，3 个月时仅为初生时数值的 1/3，所以出生后 1~2 个月多胞胎宝宝往往会发生缺铁性贫血。多胞胎宝宝体内钙、磷及维生素 D 的贮存也较少，吸收脂肪及脂溶性维生素的功能较差，容易缺乏钙、磷及维生素 D。所以要及早给多胞胎宝宝们添加营养素，妈妈可以口服钙、铁、磷，以及维生素补充剂，通过乳汁间接供给宝宝。当给多胞胎宝宝添加辅食后，可增加富含铁的食物，如猪肝泥、蛋黄泥、菠菜等。其他辅食也应尽早添加，但一定切记多胞胎宝宝消化能力差，辅食更需少量多次。

91/

口腔畸形或者患有唐氏综合征的婴儿，如何母乳喂养

天生有缺憾的宝宝都是折翼的天使，需要家人更多的关心和爱护。较为常见的几种缺憾是口腔畸形和唐氏综合征（也就是 21 三体综合征），其中口腔畸形主要有唇裂、腭裂两种类型。那么对于这几种婴儿应该如何母乳喂养呢？

婴儿唇裂应当如何母乳喂养

唇裂通常可以在婴儿只有几周大的时候进行修复。上嘴唇的开裂使得宝宝很难紧密地含住乳房进行有效吸吮，但是宝宝仍然可以通过舌头和牙龈挤压乳房吃到母乳，稍微辅助一下，婴儿就能有效地吃到母乳了。母亲柔软的乳房组织可以塞住裂缝，母亲也可以用拇指堵住裂缝。在婴儿出生后最初的几小时和几天里，在乳房变硬之前，可以多加练习，让宝宝含住乳房，帮助婴儿正确吸吮。

婴儿腭裂应当如何母乳喂养

腭裂会让母亲喂养更加困难，难度取决于上颚开裂的位置及缝隙大小。如果只是口腔后部的软腭上有小裂口，帮助婴儿多次尝试，还是可以在乳房上吃奶的。裂口很大的婴儿，在进行手术修复之前，可以通过特殊喂奶器具吃到母乳。

患唐氏综合征的婴儿如何母乳喂养

患唐氏综合征的婴儿肌张力比较弱，需要额外扶持才能在乳房上吃奶。可尝试摇篮式抱法喂奶，手在婴儿脖子后稍用力，并在喂奶过程中一直扶住乳房，帮助婴儿吃奶。这类婴儿的吸吮力很弱，可以尝试用手指进行吸吮训练，在训练期间，宝宝可能需要额外加奶，母亲泵出来的乳汁是最好的增补剂。同时，泵奶也会让母亲的奶量更充沛。

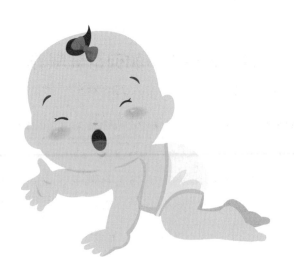

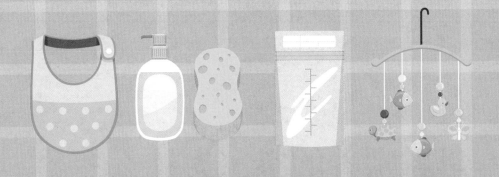

母乳喂养宝宝的
营养素问题

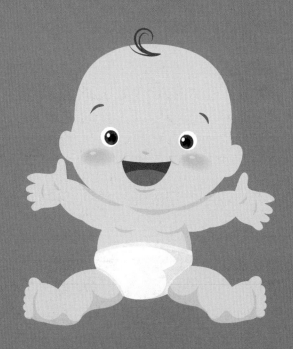

92/

母乳喂养的宝宝为什么
要补充维生素 D

产后出院时，医生大都会给开维生素 D，并且叮嘱回家数日后要按量给宝宝服用。但是家里的老人不淡定了，说刚出生的宝宝吃母乳就行啦，吃什么"药"啊，是药三分毒！这个时候，你要怎么说服他们呢？

维生素 D 是人体必需的营养素

维生素 D 是人类必需的一种脂溶性维生素。母乳是新生儿唯一的食物来源，但人乳中维生素 D 含量很低，远远达不到宝宝健康成长的需求。科学表明，妈妈全天泌乳总量中的维生素 D 含量不足 100 IU，很难满足宝宝每天对维生素 D 的需要量。足月婴儿出生后每天需补充维生素 D 400 IU 才可维持血清 25（OH）D 的水平在正常范围内，使其不出现临床维生素 D 缺乏症状。所以纯母乳喂养的宝宝都需要额外补充维生素 D。

宝宝缺乏维生素 D 健康危害大

在我国，维生素 D 缺乏性佝偻病目前仍是婴幼儿的常见病。维生素 D 缺乏会引起宝宝体内钙、磷代谢失常，导致长骨干骺端和骨组织矿化不全，以致骨骼发生病变，严重的会出现小萝卜头、鸡胸、漏斗胸、O 型腿、X 型腿等。维生素 D 缺乏还可能影响神经、肌肉、造血、免疫等组织器官的功能，对小儿的健康危害较大。

适量补充维生素 D 不会中毒

最后，新手爸妈可以告诉老人们，在医生推荐下给宝宝适量补充维生素 D，并不会中毒，除非宝宝把维生素 D 当主食吃了。根据中国居民膳食营养素推荐摄入量的建议，0~12 月龄的健康宝宝，维生素 D 的可耐受最高摄入量为 800 IU，也就是说每天持续摄入 800 IU 的维生素 D 是安全的，不会造成中毒，况且我国建议的预防剂量只有 400 IU。

93/

晒太阳能满足 6 月龄内的宝宝对维生素 D 的需求吗

有些家长就是不愿意给宝宝补充除了母乳以外的营养素，认为虽然 6 月内的宝宝不能从饮食中获取维生素 D，但是可以晒太阳啊！可是晒太阳真的可以满足宝宝对维生素 D 的需求吗？

日晒的时长和强度难以掌握

虽然到户外多活动多晒太阳是预防维生素 D 缺乏及维生素 D 缺乏性佝偻病的简便、有效措施。但日照与维生素 D 合成之间尚没有量化关系，家长很难掌握有效的日照时长和强度。加之众所周知的大气污染问题和可能造成的晒伤，所以并不推荐将晒太阳作为孩子补充 VD 的首选。

日光照射宝宝的安全性不确定

虽然少量的紫外线照射有助于人体合成维生素 D，但由于婴幼儿的皮肤过于娇嫩，过度暴露于紫外线，可能伤害到宝宝的皮肤。并且日光会受到如季节、气候、空气污染、环境因素、生活方式、衣着、皮肤类型等因素的影响。即使季节、气候等条件允许，也存在阳光中的高能蓝光可以透过晶状体，到达婴儿视网膜，对婴儿视觉产生不利影响的风险。

所以日光照射不能作为 6 个月以内婴儿获取维生素 D 的首选方式。相比较而言，维生素 D 补充剂难度低、可靠性高，每天口服 400 IU 的维生素 D 补充剂，是预防宝宝维生素 D 缺乏的最有效措施。不必非要抱着娃去太阳下暴晒。但是在天气晴好时可适当地带宝宝进行户外锻炼，并做好相应的防晒措施。

补充维生素 D 要注意连续性

另外需要注意的是，宝宝出生后 15 天起就要开始补充维生素 D，而且是每天都要补充，时断时续很可能会影响维生素 D 的摄入，以及身体对钙的吸收。对于混合喂养或配方奶粉喂养的宝宝，家长则需要根据配方奶粉中的维生素 D 含量，来计算每天额外补充的维生素 D 含量。

94/

维生素 D 和维生素 AD 怎么选

　　需不需要补充各种微量元素的问题，常常困扰很多妈妈。随着网络的发达，妈妈们更容易了解到国内国外的各种育儿经验。比如在要不要补充维生素 A 的问题上，也是众说不一。可能昨天刚刚在网上看到，只需给宝宝补充维生素 D 就好，而今天去儿保所，医生又说维生素 A 也必须补，还有的医生建议宝宝出生 15 天后就应该补充维生素 AD。那么到底该听谁的呢？世界卫生组织（WHO）关于防治 5 岁以下儿童维生素 A 缺乏的指导意见可总结为以下几条。

　　（1）0~6 个月龄婴儿不需额外补充维生素 A 营养剂，除非是严重缺乏地区。

　　（2）在维生素 A 缺乏已构成公共卫生问题的地区，建议在 6~59 月龄婴儿和儿童中补充高剂量维生素 A。7~11 个月龄婴儿高剂量补充一次（100000 IU 维生素 A，1 IU = 0.3 微克维生素 A）；12~59 个月幼儿每 4~6 个月高剂量补充一次（200000 IU 维生素 A）。

　　WHO 关于维生素 A 的指导意见的好处是，政府卫生部门可以像打疫苗一样进行补充维生素 A 的管理，补充维生素 A 的统一效果比较有保障。缺点是一次性大量补充可能会有一些副作用。而根据 WHO 发布的 1995~2005 年间全球维生素 A 缺乏的流行病学调查结果，我国属于轻度学龄前儿童维生素 A 缺乏地区。因此，我国并没有施行定期高剂量补充维生素 A 的方案。

是否需要补充维生素 A 要看具体情况

《中国居民膳食指南》（2016 版）和 2015 年修订的《0~6 岁儿童健康管理技术规范》中只提到纯母乳喂养的新生儿出生后数天即可开始口服维生素 D，并未提及维生素 A。实际上，与维生素 D 在全世界普遍缺乏现象不同，维生素 A 的缺乏并不是世界普遍性的，因此是否要补充维生素 A，各国标准并不一样。结合中华医学会儿科学分会儿童保健学组于 2010 年发布的《微量营养素缺乏防治建议》总结如下。

（1）无差别地每天补充 1500 IU 的维生素 A 容易超量。

（2）不建议给 6 个月以下的纯母乳宝宝额外补充维生素 A。母乳期妈妈应多加注意饮食，不要偏食、挑食，要多吃动物性食品，来保证母乳中能够提供足够的维生素 A。

（3）对于奶粉喂养的宝宝来说，配方奶粉中通常也已经按比例添加了足量的维生素 A，所以也无须过多担心。

（4）WHO 对于严重缺乏维生素 A 地区的补充建议，也是从 6 个月以上开始补充。

（5）6 个月以上的宝宝可以从辅食中获得足够的维生素 A。对于严重缺乏维生素 A 的地区的儿童、家庭饮食习惯中动物性食品缺乏的儿童，以及因挑食摄入动物性食品较少的儿童，建议在医生的指导下补充维生素 A。

（6）特殊情况下可以额外补充维生素 A。如果孩子得了感染性疾病，或者慢性消耗性疾病，这些情况下丢失维生素 A 会比较多，可以考虑额外补充维生素 A。如果孩子经常反复感染，或者有贫血的情况，要考虑会不会有亚临床维生素 A 缺乏的情况，建议在医生的指导下补充维生素 A。

因此，通过以上分析，家长们不难知道，对于健康的宝宝来说，补充单独的维生素 D 制剂就可以了。

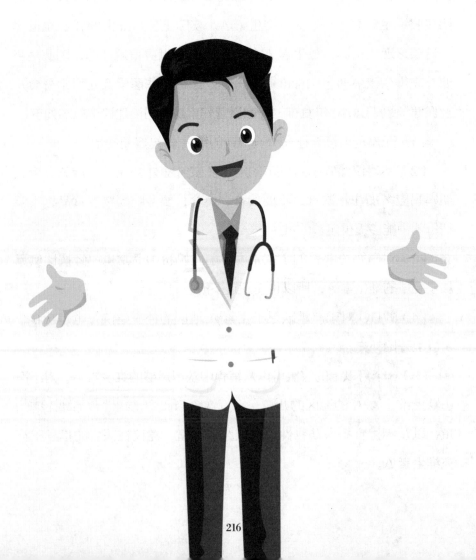

95/

很多妈妈不知道，新生儿还需要补充维生素 K

产后妈妈们了解最多的就是关于如何补充维生素 D，要不要补钙之类的育儿知识，对于维生素 K 的关注却很少。实际上，新生儿很容易缺乏维生素 K，那么维生素 K 到底有什么作用呢？

维生素 K 参与凝血过程

维生素 K 是一种脂溶性维生素。《中国居民膳食营养素参考摄入量》指出，维生素 K 是参与人体血液凝固的一种重要物质，缺乏维生素 K 会减少机体中凝血酶原的合成，容易发生维生素 K 缺乏性出血症。

母乳喂养的宝宝容易缺乏维生素 K 的原因

其实，维生素 K 缺乏症可发生在任何年龄段，但在婴儿时期比较常见。宝宝从母体出生时，往往储存了很多营养物质，但对维生素 K 的储存量却比较低，这是因为维生素 K 难以通过胎盘吸收；婴儿（特别是剖宫产的新生儿）刚出生后的前两个月，肠道菌群不能及时建立，也无法合成足够的维生素 K，所以新生儿容易缺乏维生素 K。然而母乳中的维生素 K 含量又比较低，因此单纯吃母乳的宝宝可能更容易面临维生素 K 缺乏的风险。但是，只要妈妈掌握了正确的哺乳方法，足月顺产婴儿在母乳喂养的支持下，可以很快建立正常的肠道菌群，并获得稳定、充足的维生素 K。另外，当宝宝添加辅食后，只要注重膳食均衡，一般不会发生缺乏维生素 K 的风险。

如何给新生儿和婴儿补充维生素 K

1. 两种口服方式

母乳喂养儿从出生到 3 月龄，可每日口服维生素 K_1 25 微克，也可采用出生后一次性口服维生素 K_1 2 毫克，然到出生后 1 周和 1 个月时再分别口服 5 毫克，共 3 次。

2. 注射方式

可由专业人员给新生儿每日肌内注射维生素 K_1 1~5 毫克连续 3 天，可有效预防新生儿维生素 K 缺乏性出血症。

3. 奶粉喂养儿无须额外补充

合格的配方奶粉中添加了足量的维生素 K，使用婴儿配方奶粉喂养的混合喂养儿和人工喂养婴儿，一般不需要额外补充维生素 K。

应如何预防母乳宝宝维生素 K 缺乏

1. 产前母体注射维生素 K

美国儿科学会营养专家建议，在分娩前 24 小时内给孕妇肌肉注射 10 毫克维生素 K 可以预防新生儿维生素 K 缺乏症。

2. 哺乳妈妈应多吃些维生素 K 含量丰富的食物

维生素 K 在绿叶蔬菜中的含量最高，如菠菜、苜蓿，其次是奶类和肉类，水果和谷类中含量最低。

3. 母乳喂养儿特殊情况下需注射补充维生素 K

单纯母乳喂养的宝宝，如果经常腹泻并应用广谱抗生素或磺胺药时，应该适量注射维生素 K。

96/

母乳喂养的宝宝需要补充
DHA 吗

很多新妈妈从怀孕的时候，就被灌输"要给宝宝补充 DHA"的概念，这样宝宝才能更聪明，因此宝宝出生后，妈妈们总是忙不迭地给他添加 DHA 滴剂。但是，DHA 到底是什么呢？一定要给宝宝添加吗？

DHA 到底是什么

DHA，全名"二十二碳六烯酸"，是人体中一种重要的 $\omega-3$ 不饱和脂肪酸。DHA 又被通俗地称为"脑黄金"，主要的原因就是它对胎儿、婴儿的大脑和视网膜发育有重要的作用。但宝宝的智商，仅仅靠吃 DHA 就能决定吗？显然是不靠谱的。至少目前为止，没有任何证据能证明吃 DHA 的宝宝比没有额外添加 DHA 的宝宝更聪明。

是否需要给宝宝补充 DHA

1. 宝宝添加辅食前无须补充 DHA

纯母乳喂养的宝宝是不需要额外补充 DHA 的，建议提供母乳的妈妈保证足够的 DHA 摄入量；奶粉喂养的宝宝也基本不需要额外补充 DHA，因为市面售卖的奶粉中大都强化了 DHA。因此奶粉喂养的DHA 摄入量也是充足的。

2. 宝宝添加辅食后需视情况适当补充 DHA

宝宝开始添加辅食后可以通过调整膳食补充 DHA，鱼类和藻类食物是 DHA 最好的天然来源，例如鱼类有三文鱼、沙丁鱼、墨鱼；海藻类有海带、紫菜、裙带菜；还可以食用虾、蟹、贝类；最常见的就是蛋黄。但是若宝宝不喜欢吃鱼类和藻类食物，或者吃不到富含 DHA 食物，再考虑 DHA 的补充剂。

DHA 补充越多越好吗

DHA 是多不饱和脂肪酸，吃起来很安全，虽然不用担心过量的问题，但也不可以大剂量补充，我们提倡尽量从食物中获得。因为 DHA 不够稳定，大多容易被氧化，氧化之后变成了自由基，可能会攻击我们的身体影响健康，所以并不是摄入 DHA 越多越好。婴幼儿每日 DHA 摄入量宜达到 100 毫克，家长可以合理调整婴幼儿的膳食达到 DHA 的需求量即可。

97/

6月龄内的母乳喂养宝宝需要补充钙、铁、锌吗

现在用来给宝宝补充的营养品有很多，最常见的就是钙铁锌、维生素 AD、鱼肝油、DHA。家长们被这些营养品弄得晕头转向，那么究竟该不该给宝宝补充呢?

母乳宝宝需要补钙吗

专家表示，在婴儿 6 个月内，从母亲身体里汲取的钙是充足的，不需要额外补钙。婴儿满 6 个月开始添加辅食，母乳中的钙也基本能满足婴儿对钙的需求，配合辅食里的钙，母乳宝宝也无需额外补充钙剂。所以妈妈不必担心宝宝会不会过度缺钙。但是需要给宝宝及时补充维生素 D 促进宝宝对钙的吸收。

母乳宝宝需要补铁吗

牛奶和高铁配方奶粉相比，母乳中的铁能更好地被宝宝吸收，也就是说，母乳中的铁是最适合宝宝需求的，而不是其他乳制品中大量的铁。母乳中的乳糖和维生素 C 水平含量很高有助于铁的吸收。所以，足月健康的宝宝在 0~6 月内，添加固体辅食之前，通常不需要额外补充铁。

6 个月后，宝宝从母体中储备的铁已基本消耗掉，宝宝就需要从辅食中摄取足量铁，比如猪肝、蛋黄。如果 6 个月后孩子没有获得足量的铁，很容易患上缺铁性贫血。

母乳宝宝需要补充锌吗

育儿专家表示，母乳中锌的吸收率较高，可达 62%。尤其是初乳中含锌量更高，平均浓度为血清中锌的 4~7 倍。所以妈妈要多吃含锌量高的食物，比如瘦肉类、猪肝、禽类及蛋黄等，也可以喝一些补锌制剂，比如葡萄糖酸锌、硫酸锌口服液等，保证母乳中锌的含量，孩子一般不会缺锌。

但是如果孩子出现头发稀且黄、个子小、食欲差并且睡觉不安稳，这可能是缺锌，这个时候妈妈应该带婴儿去检测一下微量元素，如果是缺锌，就可以给孩子从食物中多添加含锌丰富的食物，比如瘦牛肉、鸡心、牡蛎等动物性食品。

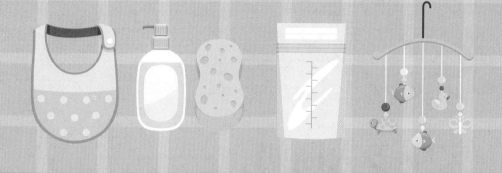

母乳喂养的宝宝
应适时断奶

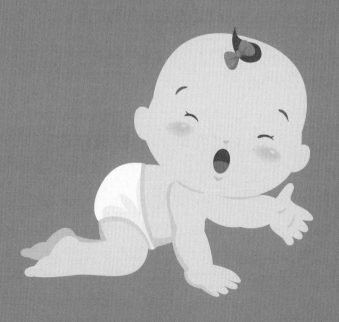

98/

宝宝多大断奶，
没有"应该"只有"合适"

断奶，不仅是改变孩子的口粮，也是改变孩子日常生活中吃、睡、心理需求等许多既有的习惯。所以，断奶并不存在"应该"与否，关键在于什么时间断奶合适。断奶的时间应该由妈妈综合考虑宝宝的生长发育情况和日常照料安排来决定。那么妈妈在决定何时断奶的时候，应该考虑哪些因素呢？

关于母乳喂养的权威建议

世界卫生组织（WHO）建议婴儿于出生后 1 小时内开始接受母乳喂养，并在 6 个月内接受纯母乳喂养。之后，在继续母乳喂养的同时，及时给宝宝加入充足、安全和合理的辅食，喂养至 2 岁或 2 岁以上。

先带宝宝体检

母乳喂养之所以被大家坚持，是因为母乳里边的养分天然而又健康，对宝宝有好处，而这些优点正是奶粉和现在的绝大多数食物里所缺少的。所以在给宝宝断奶前，一定要确保宝宝身体健康、消化能力正常，因为只有这样，在断奶后宝宝才可以正常进食。

断奶时间并没有固定标准

（1）如果妈妈的奶水很充足，宝宝也喜欢喝，那么可以母乳到1岁半至2岁。

（2）如果妈妈的奶水不充足，宝宝又很依赖母乳，并且不爱吃其他的奶品或辅食，可以在6~9个月左右断奶。

（3）如果妈妈的奶水不充足，宝宝不是很依赖，不影响吃其他奶品或辅食，可以母乳至1岁以后。

实际上，宝宝断奶和大人改掉一个习惯是同样的道理。宝宝从出生就一直养成了喝母乳的习惯，突然让他改掉这个习惯，其实是一件非常不容易的事情。所以爸爸和妈妈们要更加理解宝宝断奶时的一些小情绪，注意给他更多关爱与呵护。注意断奶技巧，又不可心软。只有这样才能让宝宝不受煎熬地断掉母乳，妈妈心理压力也会少一些。

99/

宝宝长牙了，继续吃夜奶会导致蛀牙吗

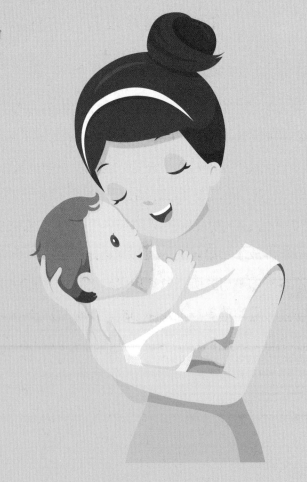

宝宝长牙了，但是夜晚仍要吃奶，而且常常是直接就吃奶睡着了，并没有时间给他清洁口腔。有的妈妈担心，这样会不会导致宝宝龋齿，是不是应该断夜奶了呢？

母乳并不会导致蛀牙

首先，造成蛀牙有两个关键因素，一是牙齿周围要有糖分，二是口腔中有变形链球菌来分解这些糖分产生酸，从而导致蛀牙。

而相比奶粉喂养的宝宝来说，母乳喂养时，宝宝把妈妈的乳头含得比较深，而且必须用力吸吮才有乳汁进入口腔后部，因此残留在牙齿间的母乳很少。

因此，宝宝长牙后，继续吃夜奶并不会导致蛀牙。所以，宝宝长牙并不是妈妈考虑是否需要给宝宝断夜奶的关键因素。

如何保护宝宝牙齿

（1）坚持母乳喂养，适时适当添加辅食。

（2）宝宝1岁后，最好每隔半年做一次常规牙齿清洁保护。

（3）宝宝添加辅食后，晚餐吃好后，要清洁牙齿，这样宝宝临睡前吃奶睡着也就顺其自然，第二天早起清洁牙齿。

（4）尤其是添加辅食后，大人不要嘴对嘴喂宝宝，也不要自己先吃一口试试温度，再把勺子塞给孩子。唾液里有细菌，会通过这种方式传给孩子。所以通常所说的蛀牙会传染，就是因为细菌通过唾液传给了宝宝。

（5）不要给孩子喝市售的果汁、含糖高的酸奶或者糖果。

100/

宝宝什么时候
不再需要夜间喂奶

母乳喂养的宝宝大都有吃夜奶的习惯，新生儿时期是无法避免的，但宝宝慢慢长大后就不应该再吃夜奶了，那么宝宝到底什么时候就不再需要夜奶了呢，夜奶为啥总是断不掉，不断夜奶又有什么坏处呢？

什么时候不再需要夜奶

新生婴儿（1 个月内的婴儿）

新生儿的夜奶绝对不能断，必需根据宝宝的需要进行哺乳。

4~6 个月的宝宝

虽然有的宝宝已经添加了少量的辅食，但仍然以母乳或母乳替代品为主，此阶段的宝宝由于添加辅食的原因，吃夜奶的次数自然会比 1 个月内的婴儿少一些。因此，妈妈也无须刻意去断夜奶。

6 个月以上的宝宝

已经比较大量地添加辅食，比如粥、面条、米糊、面包、肉泥、果泥、鸡蛋羹、蛋糕等，这些辅食都是半流质或固体的食物，会比母乳或者母乳替代品耐饥很多。因此，此阶段的宝宝吃夜奶的次数会更少，很多宝宝只需 1 次夜奶或一觉睡到清晨才吃 1 次奶，这是比较正常的情况。

因此，6 个月以上的宝宝已具备了夜间断奶的合适条件，但并没有具体的规定，妈妈可根据宝宝和自身情况选择合适时机。

宝宝断不掉夜奶的原因

有的宝宝已经 6 个月以上或是 1 岁以上仍然需要几次夜奶，原因可能有如下两个。

1. 辅食安排不合理

比如有的家长在晚上或临睡前不再给宝宝进食，尤其是宝宝比较早睡时，在相对漫长的夜晚，宝宝新陈代谢比较旺盛，很容易感到饥饿，就需要喝夜奶。因此，建议家长在晚上宝宝睡前 30~60 分钟，给 1 次半流质或固体食物，增加宝宝的耐饥能力，晚上不容易饿。

2. 宝宝并不饿

宝宝只是因为习惯问题或者有奶瘾，如果是这种情况，就需要慢慢地断掉夜奶。

不断夜奶的坏处

1. 夜奶频繁不利于宝宝的发育

当宝宝长到一定时期时，如果夜奶过于频繁，会影响睡眠，甚而影响宝宝的生长发育。因为褪黑素只有在人体进入睡眠状态时，大脑才会分泌，在深夜 11 点至次日凌晨分泌最为旺盛。褪黑素水平的高低直接影响到宝宝的睡眠质量，所以如果宝宝在夜间频繁醒来，就会影响褪黑素的正常分泌，对睡眠和身体发育不利。

2. 夜奶易加重肠胃负担，造成过度喂养

宝宝频繁夜奶容易加重肠胃负担，引起消化吸收方面的障碍；另外，妈妈休息不好，精神迷离，宝宝吃夜奶时，妈妈会任由宝宝吃个不停，容易导致宝宝过度喂养，不利于今后的生长发育。

3. 潜在危险

夜间喂奶，妈妈的精神比较分散，有时甚至会迷迷糊糊睡着，宝宝也容易在妈妈怀里吃着睡去，这样容易导致宝宝的鼻孔被乳头或乳房堵住而引起窒息。

101/

断奶晚对宝宝有害处吗

很多妈妈纠结到底要不要给孩子断奶，一方面担心断奶晚会影响宝宝的正常发育，一方面又深知自然断奶，有利于宝宝的营养供应，也有利于妈妈的身体恢复等一系列的益处。那么断奶晚到底会不会对宝宝有害呢？

断奶晚对宝宝成长并无大碍

相比主动断奶，自然断奶虽然会要求妈妈付出更多的陪伴时间，但是对于宝宝和妈妈自身来说，这一过程会轻松很多。自然断奶也是最为常见的断奶方式。有的妈妈担心如果自己不主动采取断奶措施，宝宝就会一直吃下去，成为一个离不开母乳的"奶娃娃"，其实这样的担心是不必要的。事实上，宝宝总会自动脱离吃奶的需求，宝宝的成长阶段会指导他们的行为，就像他们会逐渐摆脱宝宝气的行为一样。只是这个阶段需要多长时间没有一定的答案，就像宝宝开始走路、长牙、控制大小便等都没有一个统一的时间表一样，毕竟宝宝个体之间的差异是很大的。

自然断奶让宝宝成长更从容

"断奶晚"虽然会引起很多的争议，包括身边的家人、朋友、同事的不理解。但是身为妈妈，坚定地采取自然断奶的方式，让宝宝按照自身独特的规律来成长，根据自己的时间表来断奶，可以让宝宝成长得更加从容。

102/

顺利断奶，
不妨试试这些技巧

最理想的断奶方式是自然离乳，也就是宝宝自己降低了吃母乳的欲望，随之吃奶次数越来越少甚至不吃，完成断奶。然而并非所有的宝宝都能自然离乳，有些可能需要妈妈经过一番折腾，进行主动断奶。此时，提前了解一些正确的断奶技巧，可以帮助宝宝顺利度过断奶期。

逐渐减少母乳次数

每天减少一次或者两次，逐渐到停止母乳，期间增加其他食物喂养次数。这种断奶方式一方面妈妈不会因胀奶难受，另一方面宝宝也有个适应的过程。只是这种方式可能会需要很长的时间，所以妈妈们应提前做好断奶的心理准备。

分散注意力

用游戏、读绘本、户外活动等方式分散注意力，如果宝宝依然坚持要母乳的话，妈妈不要立刻拒绝，可以给他一个短时间的母乳喂养，然后给予奶瓶或者杯子喝奶，遵循宝宝的心愿，逐步引导。

减少睡前母乳

有些宝宝需要奶睡，这样对于断奶是非常不利的，特别是晚上睡觉的时候或者半夜还会找奶吃。所以首先要做的事情是让两件事情分开，重新建立睡眠时间，通过唱歌、读故事等方法，帮助他入睡。当夜间醒来的时候，也是尽量避免采用母乳哄睡，可以通过拥抱、拍打等方式，帮助其再次入睡。

给予更多的关注

断奶可能让孩子感觉失落，这时候切勿强行进行母婴分离，或者对宝宝的哭闹视而不见，而是应该给宝宝更多的关注，让宝宝知道即便没有母乳，妈妈还是爱宝宝的。可以通过和孩子一起阅读绘本、游戏、外出游玩等方式，增加亲子互动，缓解孩子的不良情绪。

减少接触乳房的机会

当和孩子外出玩的时候，可以穿着不容易让宝宝接触到乳房的衣服，另外，不要当着宝宝的面换衣服，以免引起宝宝吃奶的欲望。

减少宝宝对妈妈的依赖

宝宝吃母乳除了是为了进食，另外一个很重要的原因就是，在吃母乳的时候宝宝会有一种安全感和亲切感，继而产生依赖。所以，在断奶前的一个阶段，应该适当增加宝宝和爸爸的亲子互动，让宝宝对爸爸也产生相同的亲切感，这样就可以减少宝宝对妈妈的依赖，更有利于断奶。

不要母婴隔离

断奶时不要刻意回避宝宝，宝宝是非常敏感的，细微的疏离感就会让宝宝安全感骤降，从而导致一系列更麻烦的问题。

103/

哪个季节给宝宝断奶最适宜

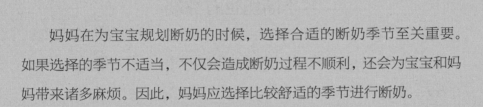

　　妈妈在为宝宝规划断奶的时候，选择合适的断奶季节至关重要。如果选择的季节不适当，不仅会造成断奶过程不顺利，还会为宝宝和妈妈带来诸多麻烦。因此，妈妈应选择比较舒适的季节进行断奶。

不建议妈妈选择在夏季断奶

　　夏季，特别是七八月份的时候，天气酷热，人体为了散发热量，保持体温恒定，就会多出汗，汗液中除水分外，还有相当数量的氯化钠，也就是我们通常说的盐分。由于出汗多，氯化钠的丢失也相应增加，氯化钠中的氯离子是组成胃酸必不可少的物质，大量的氯离子随汗液排出，使体内氯离子减少，胃酸的生成相对不足，胃酸减少后，会影响食物消化，导致婴儿食欲减退。而且夏季炎热，会使食物中的细菌相应增多，食物容易腐败变质，宝宝食用后，很容易出现消化道感染，稍有不慎就会引起宝宝腹泻、消化不良，严重的甚至会造成脱水的状况。

夏季是蚊虫频繁出没的季节，高温有利于蚊虫、苍蝇等的繁衍，这增加了胃肠道传染病发生的概率，因而影响婴儿健康，所以夏季是个不适合断奶的季节。

冬季断奶又有什么缺点呢

冬季是呼吸道传染病发生和流行的时候，如果选择这个时候给宝宝断奶，宝宝除了要克服冬季给身体造成的变化之外，还要克服断奶本身给宝宝带来的巨大差异，这就自然而然会加大断奶过程的难度，稍有疏忽，宝宝还会受到呼吸道疾病的影响，得不偿失。

春季断奶也有弊端

春天也是一个流行性细菌大肆横行的季节，而且柳絮随处飞舞，对宝宝的呼吸道也没有好处，如果很不巧，宝宝是易过敏体质，那么在春天，妈妈就更需要费心保护自己的宝宝了。

断奶的最佳时间为秋季

立秋后，天气渐渐转凉，秋高气爽的环境，对宝宝而言相对舒服些，宝宝也比较容易接受全辅食喂养。而且秋天是丰收的季节，水果、蔬菜也都比较新鲜，易于储存，供给宝宝的辅助食品较为丰富，有利于宝宝断奶。

当然，如果时间很不巧，刚好宝宝的断奶时间碰到了其他三个季节中的一个，那么只要妈妈付出更多的心力，护理得当，也是可以给宝宝断奶的，这里所说的秋季，只是最好的时机，并不是唯一的时机。

104/

警惕断奶三大误区

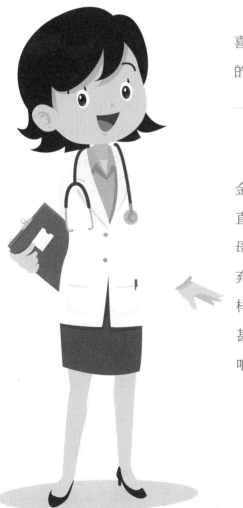

有些妈妈为了让宝宝摆脱对母乳的喜爱，会想当然地采取一些具有强制性的错误方法，常见的有以下几种。

乳头涂抹异物

妈妈往奶头上涂墨汁、辣椒水、万金油之类的刺激物，对宝宝而言，这简直是残忍的"酷刑"。妈妈以为吃惯了母乳的宝宝会因此对母乳产生反感而放弃母乳，效果却适得其反。突然遭遇这样的怪味袭击，宝宝们不但会被吓坏，甚至还会因恐惧而拒绝吃东西，从而影响宝宝的身体健康。

隔离断奶

把自己的宝宝送离妈妈身边，让宝宝找不到自己的妈妈，几天甚至好久。这样做，一方面会因为胀奶给妈妈带来极大的身体上的不适，给将来埋下更加严重的健康隐患。另一方面会给宝宝的心灵造成创伤。妈妈突然消失，只会让宝宝缺乏安全感，特别是对母乳依赖较强的宝宝，因看不到妈妈而产生焦虑情绪，不愿吃东西，不愿与人交往，烦躁不安，哭闹剧烈，睡眠不好，甚至还会生病消瘦。奶没断好，还影响了宝宝的身体和心理健康，实在得不偿失。

违背生理规律

在哺乳期的时候，妈妈通常会有一份促进哺乳的食谱，有的妈妈一想到要给宝宝断奶，就一反常态，不但不喝汤水，还用毛巾勒住胸部，用胶布封住乳头，想将乳汁憋回去。这些所谓的"速效断奶法"，显然违背了生理规律，而且很容易引起乳房胀痛。如果妈妈的奶水太多，一时退不掉，可以在医师指导下口服一些回奶药。断奶后妈妈若有不同程度的胀奶，可用吸奶器将奶吸出，同时用生麦芽60克、生山楂30克水煎当茶饮，3-4天即可回奶，切忌热敷或按摩。

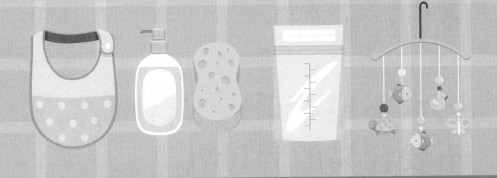

奶粉喂养
弥补母乳不足

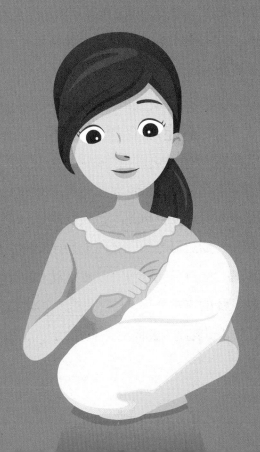

105/

奶水不足可采取混合喂养，不要轻易放弃母乳

虽然越来越提倡纯母乳喂养，但是随着生活节奏的加快，工作压力增大，越来越多的年轻妈妈产后反而更容易发生母乳不足的现象。身边许多妈妈们往往因为奶水不足，而放弃母乳喂养。其实，奶水不足无法实现纯母乳喂养时，妈妈们可以采用混合喂养，而不要轻易放弃母乳喂养。因为母乳的营养才是最能满足孩子生长需要的最佳食物。混合喂养比单纯人工喂养更有利于婴儿的健康成长。具体来说混合喂养需要注意以下几个方面。

不能放弃母乳喂养

混合喂养的原则是充分利用有限的母乳，妈妈要尽量多的给宝宝喂母乳。母乳营养成分全面、营养素比例适合宝宝消化能力与需要，更有利于宝宝的生长发育，而且母乳含有免疫成分，可以降低宝宝传染性疾病的发生概率，通过母乳喂养还可增强宝宝的安全感。因此，对于奶水不足的妈妈，坚持母乳喂养可以通过宝宝的有效吸吮刺激乳汁分泌，从而维持乳汁的正常分泌。避免长时间不喂母乳。母乳喂养需要均匀分开，以防止母乳减少的情况。上班的妈妈，也应该按时吸奶。

母乳和奶粉不要混着喂

做到一次只喂一种奶，吃母乳就吃母乳，喝奶粉就喝奶粉，不要吃完母乳立即添加奶粉。否则不仅会造成宝宝消化不良，而且容易使宝宝对乳头产生错觉，可能引发厌食，拒吃奶瓶或母亲乳头。如果宝宝吃母乳可以吃得很饱，且到下一顿喂奶时间时，妈妈感到乳房很胀、奶水也比较多的话，可以继续给宝宝喂母乳。

夜间最好母乳喂养

刚出生的宝宝食量比较小，喝奶的次数会比较多一些，特别是晚上，宝宝也会哭闹着要喝奶。夜间喂奶最好让宝宝喝母乳，因为夜间妈妈得到充分的休息，母乳的分泌量会更多一些。

配方奶粉添加要适量

混合喂养添加配方奶粉的原则是先从少量开始，如一次 30 毫升，然后观察宝宝的反应。如果宝宝吃后不入睡或不到 1 小时就醒，张口找乳头甚至哭闹，说明他还没吃饱，可以再适当增加量，比如一次 50~60 毫升。以此类推，直到宝宝吃奶后能安静或持续睡眠 1 小时以上。

配方奶粉冲调浓度要适当

有些妈妈担心宝宝吃不饱，喜欢将配方奶粉冲得浓稠一些，其实这样会使宝宝吃得过饱而导致宝宝长时间不饿，势必会影响到宝宝对母乳量的需求，从而减少母乳的分泌。另外，还容易导致宝宝上火。

防止过度喂养

混合喂养，在相当程度上取决于喂养人对宝宝奶水摄入量的判断。宝宝用奶瓶吸奶几乎不需要费劲，往往进食速度较快，还没有感觉到饱，可能实际上已经吃撑了，久而久之容易出现过度喂养。另外，随意增加配方奶的浓度，也会导致过度喂养。较长时间的过度喂养会造成宝宝肥胖，脂肪堆积，增加宝宝心、肝、肾的负担。因此对于混合喂养的宝宝，新妈妈不要"按需"喂养，应当"定时定量"喂养。掌握宝宝一天中对配方奶粉的需要量，限定量和次数进行喂养。

不轻易更换奶粉

不同品牌或者不同型号的奶粉，口感上会有比较大的差别。妈妈不要给宝宝频繁更换奶粉的种类，否则有可能造成宝宝产生厌食的情况。随着宝宝的月份增长，更换同种类型的相应阶段奶粉，也应该采取循序渐进的方式。

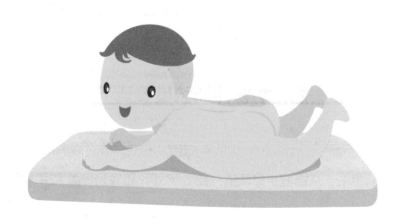

106/

混合喂养，如何把控喂奶频率和奶量呢

有的宝宝是混合喂养，妈妈们发现给宝宝喂奶粉时，有时候喂 60 毫升不哭闹，喂 120 毫升也能喝完，于是妈妈们就很疑惑，宝宝到底是饱了，还是没饱呢？混合喂养的宝宝到底每天需要喂多少奶粉？喂奶间隔怎么安排呢？先母乳后奶粉还是母乳奶粉交替进行呢？

奶量到底怎么算

先加水后加奶粉这个常识，每个妈妈应该都知道。但是，喂养量是按水量计算，还是按水冲调奶粉后的总量来计算？绝大多数妈妈都会把奶粉冲泡前的水量当作喂养量，比如你准备给宝宝喝 150 毫升的奶粉，一定会先加 150 毫升的水，再添加相应比例的几勺奶粉。实际上，准备的奶量其实是水加奶粉冲调后的总量。也就是说，假如宝宝需要喝 35 毫升的奶，那么需要准备的水量应该是 30 毫升左右，加入适量奶粉溶解后，奶量大概就是 35 毫升。随着宝宝的食量越来越大，看似一点点误差也会变得越来越大，所以妈妈们要注意明确奶量的计算方法。

混合喂养添加配方奶的原则

混合喂养添加配方奶的原则是先从少量开始，如一次 30 毫升，然后观察宝宝的反应。如果宝宝吃后不入睡或不到 1 个小时就醒，张口找乳头甚至哭闹，说明他还没吃饱，可以再适当增加奶量，比如一次

50~60毫升。以此类推，直到宝宝吃奶后能安静或持续睡眠1小时以上。如果宝宝没喝完，就观察一下剩下的奶量，计算出宝宝喝了多少，下次冲调时可以适当减少一些。此外，如果6月龄内宝宝的月体重增长符合生长曲线，说明奶量已能满足其生长需要。由于每个宝宝的需要不尽相同，所以妈妈们需要通过仔细观察和不断地尝试，逐渐调整喂奶量。

混合喂养的喂奶频率

对于新生儿来说，混合喂养仍然应该按需喂养，宝宝建立饮食规律后，应3小时左右喂哺一次。

混合喂养的方式

混合喂养每次补充其他代乳品的量应根据母乳缺少的程度来定，可以分为以下两种方式。

1. 补授法

每次先吃母乳，不够时再添加代乳品。其好处是可以避免新生儿在先吃了配方奶粉后，因为没有饥饿感、不愿意吸吮母乳而导致母乳分泌进一步减少。同时也有利于刺激母乳分泌，保证孩子能得到一定的母乳。此法适合6个月以内的宝宝。

2. 代授法

这一次完全喂母乳，下一次完全用代乳品代替，母乳与代乳品交替喂养。也就是用配方奶或其他乳品替代1次或数次母乳喂养。一般在母亲没有上班之前，不提倡经常采用这种喂养方法，因为这样会减少母乳的分泌。此法适合6个月以上的宝宝。

最后，需要提醒妈妈的是，混合喂养时的原则是不要放弃母乳喂养。每次喂奶前都要先喂母乳，将两边都吸空再加奶粉，不要等到有胀奶的感觉再喂，只有多亲喂，多刺激乳汁分泌，奶量才有可能增长。所以尽量不要采取母乳和奶粉间隔的代授法喂养宝宝，不然母乳会越来越少。

107/

如何为宝宝挑选合适的奶瓶

对于混合喂养的宝宝来说，除了喝母乳，还需要喝配方奶粉，这个时候必须用到的就是奶瓶了。市面上的奶瓶品种多样，让人一时间不知道如时候何选择，新妈妈要学会给宝宝挑选合适的奶瓶，走出混合喂养的第一步。

选择奶瓶材质

一般来说，市面上的奶瓶材质大体上可以分为玻璃材质和塑料材质两种。两种材质各有利弊，下面是两种材质奶瓶各项性能的对比表。

性能	玻璃材质	塑料材质
耐热性	安全，耐高温，不易变形	耐热性一般，更易变形
刻度的抗磨损度	刻度不易磨损	刻度易磨损，不好掌握哺乳量
易洗度	内壁光滑，容易清洗	容易留有奶垢，清洗起来不方便
重量	瓶身比较重，不容易携带	材质较轻便，容易携带
强度	容易摔碎	不易摔碎

综上所述，玻璃材质的奶瓶除了不易携带、易碎外，其他性能都优于塑料奶瓶。因此，宝宝还小的时候，新妈妈在家喂养宝宝最好选择玻璃材质的奶瓶；当宝宝自己能捧着奶瓶喝奶时或者外出时，使用塑料材质的奶瓶。

确定奶瓶容量

市面上比较常见的奶瓶容量有 120 毫升、150 毫升、200 毫升和 240 毫升四种规格，可以根据宝宝的食量和用途来挑选。容量小的奶瓶适合小月龄的宝宝，或是用来喝水或果汁，容量大的奶瓶适合大月龄的宝宝，也可以用于装辅食。通常情况下，120~150 毫升和 240 毫升的奶瓶是使用率最高的。

一般说来，未满 1 个月的宝宝其哺乳量 1 次为 100~120 毫升，有些妈妈出于经济考虑，直接买 240 毫升的奶瓶使用，这样并不好。因为一开始就用大容量的奶瓶给宝宝喂奶，总是会觉得宝宝吃得少，不知不觉就多喂了。而且一般奶瓶 4~6 个月就需要淘汰更新，没有必要给小月龄宝宝用大奶瓶。所以给 0~1 个月的宝宝选择 120 毫升的奶瓶比较合适。

选择奶嘴材质

奶嘴的材质一般有乳胶和硅胶两种。乳胶是天然橡胶，富有弹性，很柔软，宝宝吸吮起来的口感更接近于妈妈的乳头。缺点是奶嘴边缘软，旋紧的时候容易脱位，导致渗漏，而且有橡胶特有的气味，有些宝宝可能不喜欢。而硅胶是合成橡胶，比乳胶硬，但不易老化，比较抗热、抗腐蚀，无异味，虽然没有渗漏的问题，但有的宝宝吸吮时可能会产生排异感。新妈妈可以根据需求自行选择。

确定奶嘴孔型

宝宝的吸吮力和吸吮方式各有不同，不同形状的奶嘴孔，奶液的流速也会不同，适合不同的宝宝。

1. 圆孔型

圆孔型是最常见的类型，圆孔型的奶嘴，乳汁会自动流出，宝宝吸吮起来不费力，适合无法很好地控制乳汁流量的宝宝。孔型大小一般分为S、M、L三种。S号小圆孔适合尚不能控制奶量的新生宝宝；M号中圆孔适合2~3个月的宝宝，或者用S号吸奶费时太长的宝宝，用M号的奶嘴孔吸配方奶和吸妈妈乳房所吸出的奶量及所做的吸吮运动的次数非常接近；L号大圆孔则更适合宝宝用来喝米糊等辅食。

2. 十字型

十字型可根据宝宝的吸吮力控制乳汁流量，不易漏奶，孔型偏大，适合各个年龄段的宝宝用来喝果汁、米粉或其他粗颗粒饮品。

3. Y字型

Y字型奶嘴的乳汁流量稳定，能避免奶嘴凹陷，宝宝用力吸吮时，吸孔也不会裂大。孔型较大，适合能自己控制吸奶量，边喝边玩的宝宝。

多看一看、闻一闻

选购奶瓶时，要多看一看、闻一闻。首先仔细观察奶瓶的透明度。无论是玻璃还是塑料材质的奶瓶，优质的奶瓶透明度很好，能清晰地看到瓶内奶的容量和状态，瓶上的刻度也十分清晰、标准。瓶身最好不要有太多的图案和色彩。

其次，测试一下奶瓶的硬度。优质的奶瓶硬度高，不容易变形，太软的奶瓶在高温消毒或加入开水时会发生变形，还可能会出现有毒物质渗出。用手捏一捏就可以判断出奶瓶的硬度。

此外，要闻一闻奶瓶的气味。劣质的奶瓶，打开后闻起来会有一股难闻的异味，而合格的优质奶瓶没有任何异味。

及时更换奶嘴

很多时候，如果妈妈选择玻璃材质的奶瓶，可以适当延长玻璃奶瓶的使用期限，只要奶瓶容量足够，便不必拘泥于4~6个月必须更换奶瓶。但是奶嘴的使用寿命就不能和奶瓶相比了。乳胶奶嘴的耐热性较差，容易老化，因此一般1个月左右就需要更换。硅胶奶嘴耐高温、耐腐蚀，因此使用寿命比乳胶奶嘴更长一些，一般2个月左右更换即可。但是妈妈发现以下情况时，就应该为宝宝及时更换奶嘴了。

1. 奶嘴上出现裂痕或者有破损

特别是在宝宝出牙后，妈妈更要注意检查。因为宝宝在出牙前，通常是咬不坏奶嘴的，但是出牙后，很可能出现咬坏奶嘴的情况。

2. 奶嘴变薄

检查方法是稍微用力拖拽奶嘴头，如果能弹回原状说明没问题，不能弹回原状需要立即更换。

3. 奶嘴发黏或者变色

这种情况通常是由于奶嘴老化造成的，妈妈们用手摸或者直接观察都能及时发现。

4. 奶嘴不适合宝宝的月龄也要及时更换

如果妈妈们发现宝宝吸奶费力或者容易被奶呛着，需要检查奶嘴，看看是否和宝宝的月龄相吻合。一般奶嘴的说明书上都有标明奶嘴的孔型和号码，妈妈们在购买时要看仔细，不要买错了型号。

108/

为宝宝选择奶粉，
品牌并非最重要

母乳喂养是妈妈们的首选，但是现实生活中，出于种种原因，有的妈妈产后无法实现母乳喂养，出于无奈只能选择配方奶粉。市面上，琳琅满目的奶粉，经常让妈妈们无所适从。为宝宝选奶粉，除了奶粉的品牌，我们更应该看什么呢？

首先，越接近母乳成分的配方奶粉越好

配方奶粉又称母乳化奶粉，它是为了满足婴儿的营养需要，在普通奶粉的基础上加以调配的奶制品。它不仅除去了牛奶中不符合婴儿吸收利用的成分，甚至可以弥补母乳中铁的含量过低等不足，是婴儿健康成长所必需的。因此，无法实现母乳喂养的情况下，给婴儿添加配方奶粉成为世界各地普遍采用的做法。

选购配方奶粉时最好选 α-乳清蛋白含量较接近母乳的配方奶粉。母乳中的蛋白质有 27% 是 α-乳清蛋白，而牛奶中的 α-乳清蛋白仅占全部蛋白质的 4%。α-乳清蛋白中的氨基酸组合最接近人体，可以提高蛋白质的生物利用度，降低蛋质总量，从而有效减轻肾脏负担。

同时，α-乳清蛋白中还含有调节睡眠的神经递质，有助于婴儿睡眠，促进大脑发育。

其次，学会计算奶粉配方表中各成分的比例

选购配方奶粉前，妈妈们要学会计算奶粉中的几个重要指标，评价奶粉配方的合理性。

1. 钙磷比例

母乳中的钙磷比例约为2.3 ： 1，所以钙吸收率高，宝宝不易患佝偻病。而牛奶的钙磷比例为1.4 ： 1，钙吸收率低，所以婴儿不宜喝鲜奶。配方奶粉需要调整钙和磷的比例尽量接近2.3 ： 1，以达到营养的充分吸收。

2. 亚油酸（LA）和亚麻酸（ALA）的比例

亚油酸和α-亚麻酸都是必需脂肪酸，人体自身不能合成，婴幼儿则需要从配方奶粉或其他辅食中摄入足够的量。亚油酸在人体代谢中起着很重要的作用。α-亚麻酸是构成脑细胞的重要成分，婴幼儿成长对两种必需脂肪酸的需求量不同，约为5~15 ： 1。因此，应选择两者比例为5~15 ： 1的配方奶粉。

3. 蛋白质乳清蛋白和酪蛋白的比例

母乳乳清蛋白：酪蛋白 =77 ： 49。鲜牛奶中的蛋白质主要由酪蛋白和乳清蛋白组成，其比例为8 ： 43，以酪蛋白为主。酪蛋白分子大，在胃酸的作用下形成不容易消化的乳凝块。因此，将牛奶制成配方奶粉的过程中需降低酪蛋白的含量。

4. 铁与维生素C的比例

维生素C是机体抗氧化剂之一，可促进铁的吸收。

5. 关注有无香精等添加剂

我国法律明令禁止在奶粉中添加香精，但是为了提升奶粉的口感，一些企业会在奶粉中添加食用香精之类的添加剂，这些成分很可能对宝宝的味觉、嗅觉发育产生影响。新妈妈在购买奶粉时，一定要注意看配料表中是否包含"香兰素"等物质，一般来说，带"香"字的名称都是与香精类似的物质。

最后，掌握判断奶粉优劣的小技巧

1. 看颜色

奶粉应是白色略带淡黄色，如果色深或带有焦黄色则为次品。

2. 闻气味

奶粉应是带有轻淡的乳香气味，如果有腥味、霉味、酸味，说明奶粉已经变质。

3. 凭手感

用手捏奶粉时应有松散柔软的手感。如果奶粉结了块，一捏就碎，是受了潮。若是结块较大而硬，捏不碎，说明已变质，不能再食用。

4. 水冲调

奶粉用开水冲调后放置 5 分钟，若无沉淀说明质量正常。如有沉淀物，表面有悬浮物，说明己有变质，不要给宝宝吃。

需要特别妈妈们提醒的是，再优良的配方奶粉，其所含的免疫成分仍然无法达到母乳的效果。

109/

给宝宝选奶粉，
袋装好还是罐装好呢

在各大母婴店或超市的奶粉区摆放着琳琅满目的奶粉，品牌多种多样，多半都有罐装和袋装两种包装。那么同一种品牌、同类型、同年龄段的罐装和袋装奶粉，除了包装不同还有什么不一样呢？

等量的罐装奶粉比袋装的要贵

妈妈们仔细对比罐装奶粉和袋装奶粉可以发现，同样 900 克婴幼儿配方奶粉，罐装奶粉比袋装奶粉要贵一些。到底贵在哪里呢？

实际上，因为两者的包装不同，所以包装成本就有所差别，相应的生产成本也就不同。因此除了包装成本，不同的生产成本也是影响价差的主要因素。由于包装不同，两者的密封成本不同，而且袋装的生产线生产不了罐装奶粉。同样的密封流程，马口铁罐密封对流水线设备的要求更高，而马口铁罐的保质期也因为罐装密封会更严密，奶粉保质期比袋装的更长一些。通俗的话来说，就像将一只塑料袋和马口铁罐封口一样，你可以用胶带纸把塑料袋封口，但是要把一只马口铁罐封口，起码要用上焊接技术，所以罐装的价格贵就不奇怪了。

罐装奶粉比袋装奶粉保存时间长

既然袋装奶粉比罐装奶粉便宜，为什么还有很多妈妈选择罐装奶粉呢？因为罐装奶粉比袋装奶粉保存时间更长。由于罐装奶粉一般充有氮气，与空气隔离有利于奶粉保存，不容易腐败变质，因此保质期较长，一般为2~3年，但是开罐后要求4周内吃完。而袋装奶粉不容易保存，保质期大约1年，并且运输途中易于破损。此外，开袋后一般要求2周内吃完。

罐装奶粉和袋装奶粉质量相同

虽然罐装奶粉与袋装奶粉在价格和保存时间上存在一定差异，但是罐装奶粉和袋装奶粉质量并无差别。有的妈妈担心罐装和袋装的价格差是因为奶粉品质不同。其实，在同一系列的婴幼儿配方奶粉产品中，罐装和袋装外包装上标注的营养成分完全相同，奶源地和生产工艺也完全相同，只是后期的包装工艺和包装材质不同。

根据具体情况选择合适的包装

通过以上分析，我们知道罐装奶粉的主要优势是保存时间长，而袋装奶粉的主要优势是实惠。如果宝宝奶量大，几天就能喝完一袋奶粉，而且妈妈所选择的奶粉在当地就能买到，那么建议妈妈们选择经济实惠的袋装奶粉。如果宝宝是混合喂养，吃配方奶粉较少，或者购买的奶粉需要邮寄，那么最好选择密封性好的罐装奶粉，开封后储存时间较长，同时在运输过程中也不易被损坏。

配方奶粉的储存

日常生活中，人们经常会将吃不完的食物放进冰箱储存，那么配方奶粉开封之后放进冰箱是不是就保险了呢？不！无论罐装奶粉还是袋装奶粉都不要放在冰箱保存。冰箱是低温、密闭、潮湿的环境，而奶粉本身干燥易吸湿，极容易受潮。将奶粉放冰箱中保存，极容易因受潮而结块变质，严重影响配方奶粉的品质和口感。因此，不论是罐装奶粉还是袋装奶粉，每次打开后务必及时将罐装奶粉的盖子密闭盖好，袋装奶粉则应及时封口，并将它们放置在室内通风、干燥、阳光照射不到的地方保存。同时不可和其他易污染的物品混放，如洗涤用品、化妆品及油漆涂料等，以避免发生串味和污染，影响奶粉质量和安全。除此之外，为了更好地保证奶粉品质，奶粉开封之前也应避免储存在阴暗、潮湿、密闭的环境中，否则容易导致包装罐生锈或者包装袋受潮而影响奶粉质量。

110/

"洋奶粉"一定比国产奶粉好吗

不少妈妈们觉得国外的"洋奶粉"质量有保障，于是通过各种途径购买纯海外版洋奶粉。那么，洋奶粉真的适合中国宝宝吗？

目前国内儿童喝的"洋奶粉"主要分为两种：一种是在中国境内合法生产或销售的国外品牌奶粉，另一种是直接从国外购买的、在当地生产和销售的奶粉。后者属于真正意义上的"洋奶粉"，但并不意味着它就一定更适合中国的宝宝。配方奶粉是为了满足婴儿的营养需要，在奶粉中加入各种营养成分，以达到接近母乳的效果。各国人种体质不同，营养需求也不相同。国外品牌在国内合法生产或销售的奶粉，其配方会按照我国婴幼儿奶粉的国家标准进行调整，以满足中国大多数婴幼儿的营养需求，因此能满足中国宝宝成长所需的营养。而国外销售的奶粉，其配方是依据奶粉消费国的宝宝具体情况（比如饮食结构、水质、土壤等）确定的，中国宝宝食用未必适合。地域人种有差异，对于中国宝宝来说，以下各种洋奶粉有什么不足呢？

日本奶粉含锌、碘极低

日本奶粉因口味清淡、不易上火而受到许多中国妈妈们的喜爱。需要注意的是，日本临海，食物多为海鲜，海鲜中含有丰富的锌，所以日本原装奶粉的含锌量和含碘量极少或根本不含。对于中国宝宝来说，锌的摄取非常重要。一旦发现长期喝日本奶粉的宝宝有厌食、偏食等情况，妈妈们要警惕是否缺锌。

欧洲奶粉钙、铁含量过少

欧洲奶粉目前最大的问题，是微量元素的含量达不到我国标准，其中钙、铁、锌尤为突出。因为欧洲母乳喂养率在90%以上，婴儿配方奶粉只是作为母乳不够时的补充。欧洲人饮食结构和中国人不一样，母亲通过膳食摄取的钙、铁、锌相对充足，能够通过母乳传递给宝宝，因此在微量元素的添加上要求不高。而我国规定，每100克奶粉中应含锌2.5~7.0毫克，含钙300~600毫克，含铁大于等于6毫克。但对欧洲奶粉进行检测时发现，远远达不到这一标准。某欧洲品牌原装奶粉100克铁含量仅为0.8毫克，比国家规定低了6毫克。长期吃欧洲奶粉很可能满足不了宝宝对钙和铁的需求，需要额外补充。

美国奶粉易导致宝宝发胖

美国原装奶粉在蛋白质、脂肪，以及含糖量上，全部是按照标准的上限进行添加的，因此很多宝宝喝了美国奶粉后容易变胖。为了避免宝宝超重，在喂宝宝美国奶粉时，应取推荐奶量的最小值。比如奶粉包装上建议每次80~100毫升，喂80毫升即可。

因此，给宝宝选奶粉，妈妈应该理性判断，而不是盲目崇洋，错误地信奉只要是国外的，就是最好的。新妈妈应该学会通过对比营养成分表，根据自己宝宝的特点来选购奶粉。把洋奶粉的营养配方表和中国婴幼儿配方奶粉三项强制性国家标准摆在一起，逐一对比后再选择。对数据相差较大的指标，最好询问医生是否需要额外补充。

111/

大月龄宝宝适合
喝低月龄段的奶粉吗

很多妈妈觉得在宝宝成长的最初阶段，全身各个部位的生长速率最快，因而需要的营养也最多，所以相对来说低月龄段（以下简称"低段"）奶粉的营养应该更加丰富全面。有的妈妈就抱着这个观点，刻意地为宝宝选择低段的奶粉。实际上，这种做法是不正确的，为什么呢？

配方奶粉的分段标准

配方奶粉分段的标准必须严格按照国家标准或国际食品法典委员会制定的被世界各国普遍认可的食品安全标准来进行划分。随着宝宝消化吸收能力的改善以及对营养物质需要的变化，配方奶粉的成分也会有所改变，以满足不同发育阶段宝宝的需求。

一般来说，婴儿配方奶粉的 1 段适合 0~6 个月龄的宝宝（婴儿），2 段适合 6~12 个月龄的宝宝（较大婴儿），3 段适合 12~36 个月龄的宝宝（幼儿）。不过不同品牌的奶粉，其分段也稍微有些差异。有的 1 段适合 0~12 个月的宝宝，2 段适合 12~36 个月的宝宝，没有 3 段；有的品牌还细分为 1、2、3、4 段；有的还专门有 pre 段（0 段）。所以，家长们在购买奶粉时，一定要看清楚奶粉包装上的分段说明。

不同阶段配方奶粉的主要特点

1 段奶粉营养成分配比更科学

1 段奶粉并不是追求某种营养成分含量大，而是追求营养成分和成分配比够科学，让宝宝吃得健康。1 段奶粉还会改变一些不利于 0~6 月龄的婴儿消化吸收的营养素的构成，使其更加适合小婴儿的消化和吸收。比如，由于此月龄段的宝宝消化功能还不完善，此阶段奶粉中蛋白质含量相对略低，每 100 克奶粉中蛋白质含量普遍在 10 克左右。

2 段奶粉蛋白质含量增加

随着 6~12 月龄宝宝的消化系统逐渐完善，2 段奶粉的配置标准也有所变化。此阶段的婴儿对蛋白质的需求量增大，因此 2 段奶粉会相应地增加蛋白质的含量。此阶段的奶粉还强化了铁的含量，能帮助宝宝避免或改善缺铁性贫血。此外由于宝宝胃口变大，容易发胖，为合理控制宝宝体重，奶粉中也会减少一定的脂肪含量。而且此时是宝宝智力和视力发育的关键期，2 段奶粉也相应地调整了某些营养元素的含量来帮助宝宝发育。

3 段奶粉营养更均衡

3 段奶粉中微量营养素与 2 段奶粉相比较，差别不大。但是考虑到该阶段宝宝的饮食逐渐从以奶为主过渡到以辅食为主来供给自身营养需要，所以进一步调整了必需脂肪酸、亚油酸、蛋白质、牛磺酸、钙、铁等营养素的比例，以保证宝宝获得充足均衡的营养。

月龄到了最好更换奶粉段位

不同阶段的配方奶粉可以满足不同月龄宝宝的营养需求，所以并不是低段奶粉的营养价值就更高。1 段奶粉的蛋白质和矿物质等营养素的含量低于 2 段，不能满足 6 个月以后宝宝生长的需要。而 1 段奶粉的脂肪含量较高，宝宝 6 个月后对脂肪的需要减少，过多摄入脂肪易引起消化不良和肥胖；6 个月以后的宝宝可以添加辅食，并通过辅食补充必需脂肪酸和维生素，1 段奶粉中过多的脂肪酸和维生素也是不必要的。因此，如果宝宝体重和身长增长速度正常，最好逐渐由低段位配方奶粉转为相应月龄的高段位配方奶粉。

不过，如果宝宝到了该换不同月龄段奶粉的时候，家里还有少量的存货，可以让宝宝多吃几天低段奶粉也是没有关系的，并没有必要为了换新奶粉而浪费原有的奶粉。

112/

经常给宝宝换奶粉，营养会更丰富互补吗

有的妈妈觉得，不同品牌的奶粉配方标准多有不同，某些营养素的含量不尽相同，经常更换奶粉一方面可以规避问题奶粉的风险，一方面不同奶粉的成分可以起到互补的作用，让宝宝营养更均衡。实际上，这样做是很不明智的！

不能频繁换奶粉

如果宝宝各项发育指标都达标，完全可以长期喝同一个牌子的奶粉。虽然各个品牌的奶粉配方有所区别，但是宝宝需要的一些常见营养成分区别并没有太大，最重要的还是补充能量以及必需的氨基酸、矿物质等。因此，只要符合国家标准规定的奶粉都能满足宝宝对于营养的要求，无须担心长期喝同一牌子的奶粉会导致宝宝营养缺乏。当然，在有需要的情况下，可以给宝宝更换奶粉，但是却不能频繁更换。

随意更换奶粉可能带来的问题

每种配方奶粉都有相对应的阶段奶粉，因为宝宝的肠胃和消化系统没有发育好，接受母乳以外的食物之前都需要一个缓慢的适应过程。

而各种奶粉的配方不一样，如果换了另外一种奶粉，宝宝又要去重新适应，这样容易引起宝宝哭闹、吐奶、厌奶、拉肚子、便秘甚至过敏等不良后果。长期如此，会导致宝宝营养不良，影响宝宝的生长发育速度和水平。

什么情况下宝宝需要换奶粉

1. 腹泻

如果宝宝出现腹泻情况，且具有难治性、非感染性，时长超过两周，而且吃什么药，宝宝大便都呈稀水、呈粥样状，就证明你的奶粉不适合宝宝喝，需要转奶，也就是换奶粉。

2. 便秘

宝宝排便困难，一种情况是奶粉太稠。如果是这种情况，直接就在原来奶粉的基础上，加水即可。另一种情况就是，无论调配的奶粉多稀，宝宝还是会2~3天以上才排便，而且排便时显得十分困难，大便呈颗粒状并带有血丝，这时可能是奶粉不适合宝宝，就需要换奶粉了。

3. 胀气

很多家长存在一个误区，总觉得宝宝放屁了就是胀气。其实，放屁也是人体健康的一个重要标志。那该如何区分宝宝是健康的放屁还是因为胀气放屁，就需要妈妈多一些细心。如果宝宝出现不消化、腹胀、排气频繁，肚子鼓鼓的，那就说明这种放屁是宝宝胀气了，奶粉不适合，需要更换。

4. 吐奶、便便出现奶瓣

当宝宝出现吐奶频繁的情况，而且宝宝的大便中还有白色颗粒或类似蛋花状的瓣状物时，妈妈就应该考虑给宝宝换奶粉了。

113/

如何给宝宝更换奶粉

很多妈妈因为各种原因，需要给宝宝换奶粉。但是由于宝宝处于初步发育阶段，身体各项功能发育并不完全，宝宝肠胃功能较弱，对经常接触的奶制品有依赖性。换奶粉时，有很多宝宝对新奶粉却"不买账"，无论是不同品牌之间的更换，还是同一品牌不同阶段的更换，都容易出现上火、便秘、过敏、腹泻等不适症状。所以转奶（换奶粉）过程要循序渐进，使用正确的方法。

更换奶粉不可操之过急

无论是同一种牌子不同阶段奶粉的转换，还是从一种奶粉转换到另外一种奶粉，甚至从母乳喂养更换到奶粉喂养，都需要一个转换的过程，整个过程大约需要 1~2 周的时间。

更换奶粉的正确方法

1. 新旧混合法

先在原有的奶粉里添加 1/3 的新奶粉，这样吃了 2~3 天没什么不适后，再两种奶粉各加 1/2 吃 2~3 天，再按原有的奶粉 1/3、新的奶粉 2/3 吃 2~3 天，最后直到完全用新的奶粉取代原有的奶粉。

2. 隔顿法

第 1 天最中间的一餐吃新奶粉，其他时间吃原奶粉；第 2 天最中间的两餐吃新奶粉，其他吃原奶粉；第 3 天最中间的三餐吃新奶粉，其他吃原奶粉。以此类推，直到都转成新奶粉。

注意观察宝宝换奶后的生理状况

实际上无论哪种转奶方式都不是绝对的，家长还是要根据孩子的具体情况来对待。总体而言，更换奶粉之后一天大便在 5 次以下的话，家长不必过度紧张，坚持给宝宝喝一段时间也许就更换成功了。当然，两天没大便也不必焦虑，因为宝宝偶尔的便秘属于正常现象。

需要注意的是，宝宝生病期间，比如在宝宝患有腹泻、发烧、感冒等的情况下，以及接种疫苗期间最好不要更换奶粉。

114/

牛奶蛋白过敏和乳糖
不耐受是一回事吗

牛奶蛋白过敏和乳糖不耐受的症状相似，很多家长经常难以区分宝宝到底是牛奶蛋白过敏还是乳糖不耐受，有的甚至以为两者是一回事。二者到底怎么区分呢？

牛奶蛋白过敏

牛奶蛋白过敏是婴幼儿最常见的食物过敏。牛奶蛋白过敏主要有三方面的症状。

1. 皮肤方面

皮疹，常见的是湿疹、荨麻疹。

2. 胃肠道方面

恶心、呕吐、胃食管反流、腹痛、腹泻、便秘等，严重者可造成脱水、营养不良，甚至出现休克。

3. 呼吸道方面

鼻塞、打喷嚏、咽喉不适、咳嗽、喘息、呼吸困难等。

乳糖不耐受

乳糖不耐受是指宝宝摄取含乳糖的食物后会因乳糖吸收不良而出现一系列胃肠不适症状，原因是婴幼儿肠道内缺乏乳糖酶。乳糖不耐受的主要症状为腹胀、呕吐、腹痛、腹泻，大便量多，可为水样，含有泡沫，可有较响的肠鸣音。

对于摄取大量含乳糖的食物后出现轻微症状，避免摄入含乳糖食物5~7日后，症状缓解而重新摄入后又复发的婴幼儿，可推定诊断为乳糖不耐受。

牛奶蛋白过敏和乳糖不耐受的区别

1. 病因不同

牛奶蛋白过敏是由于人体免疫系统对牛奶蛋白的免疫应答反应；而乳糖不耐受是由于人体消化系统对摄入的乳糖不能充分消化、吸收所造成的。

2. 症状不同

牛奶蛋白过敏可出现皮肤、消化道、呼吸道等多方面的不适表现，乳糖不耐受主要会出现消化道不适的症状，最常见的就是持续性腹泻。

基本辨别方法

如果宝宝会在喝母乳或吃其他乳制品（例如开始吃辅食后吃的奶酪或酸奶）之后30分钟至2小时之间出现腹泻、腹部痉挛、腹胀或放屁等现象，那么宝宝可能是乳糖不耐受。

如果宝宝每次吃完乳制品都会出现干燥瘙痒的皮疹或面部、嘴唇、口腔肿胀发痒，或者出现荨麻疹等症状，甚至腹泻带血便，那么宝宝可能是对牛奶蛋白过敏。

115/

宝宝湿疹可能是
奶粉过敏惹的祸

对于无法纯母乳喂养的宝宝，选择添加配方奶粉喂养是最佳的途径。但是市面上不同品牌的奶粉种类众多，并不一定都适合宝宝。在找到最适合宝宝的配方奶粉之前，大部分父母会尝试多种奶粉。每个宝宝多多少少都会出现胀气、偶尔拉肚子、轻微吐奶、有点烦躁的情况，这很正常。

但是有的宝宝由于体内缺乏某种消化酶，无法消化牛奶中的某些蛋白质，比如酪蛋白等，宝宝的免疫系统就容易表现出一系列免疫应答反应，也就是过敏症状，比如宝宝出现反复湿疹等皮肤问题。这个时候不要急着给宝宝换奶粉，要先仔细观察宝宝的情况，以便做出正确的判断。

宝宝对配方奶粉过敏的症状

有的过敏孩子会出现皮肤方面的问题，如湿疹、荨麻疹、局部肿胀；有的过敏孩子则会出现消化道症状，如呕吐、腹泻、便血、便秘、拒食、胃食管反流；还有些过敏的孩子伴随有呼吸道症状，如慢性咳嗽、喘息、鼻炎；甚至有的过敏孩子会出现生长发育迟缓、贫血、烦躁不安或频繁哭闹等现象（每周至少3天，每天至少3小时，持续3周以上）。

排除非过敏因素

事实上，奶粉过敏的宝宝比较少，而喂养不当造成的宝宝不适却很常见。可以参考《西尔斯健康育儿百科》来排除常见的非过敏因素。

1. 过度喂养

在最初几个月里，大多数宝宝每次需要吃 60~120 毫升奶。喜欢吸吮的宝宝，可能表现出更强的食欲，此时可以尝试用安抚奶嘴满足他的吸吮欲望。采取少量多次的方式喂养宝宝，看情况是否有所改善。

2. 奶嘴大小不合适

如果奶嘴流速过快，或者奶嘴太大容易让宝宝咽下过多空气产生肚胀，换个流速慢的奶嘴或多试几种奶瓶，看情况是否有所改善。

3. 把奶粉换成液态奶

比起奶粉来，某些宝宝可能更容易消化已经调制好的液态配方奶。在换奶粉品牌之前，试试同品牌或同款的液态奶，看情况是否有所改善。

尝试更换奶粉

如果通过以上措施，宝宝的问题没有解决，去医院进一步确认宝宝对配方奶粉过敏后。妈妈应该暂停给宝宝喂食普通配方奶粉，而选择防过敏奶粉，如氨基酸奶粉、高度水解配方奶粉等。另外，大豆配方奶粉不含牛奶蛋白，也是对牛奶蛋白过敏的宝宝的较好选择。目前有些品牌生产这些低过敏性配方奶粉，不需处方，大部分商店、药店和网上有售，但要咨询专业人员，并且注意购买渠道。

尽量坚持母乳喂养

母乳是最适合宝宝的食物，通常情况下，母乳喂养都不会导致宝宝过敏。而且母乳中含有丰富的抗体因子，可以增强易过敏体质宝宝的抵抗力，降低宝宝过敏的风险。因此，只要妈妈和宝宝没有特殊情况，都应该尽量坚持母乳喂养。

适当补充益生菌

很多专家都指出，给过敏宝宝补充适当的益生菌，可以提高宝宝的免疫力，增强胃肠道的消化功能，降低过敏的发生概率。但是，市面上益生菌产品良莠不齐，最好在医生指导下补充，不要随意乱补。

过敏宝宝的日常护理

很多宝宝在发生奶粉过敏后可能会起湿疹。妈妈们要注意保持宝宝皮肤的清洁卫生，尽量不要让宝宝用手去抓，并剪短宝宝指甲，以防宝宝抓伤自己的皮肤引起感染。

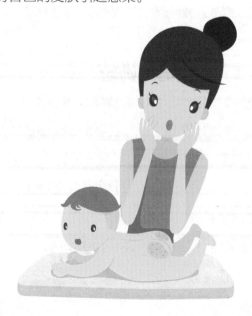

116/

奶粉喂养的宝宝"上火"，全赖奶粉吗

　　"上火"是中国民间独有的一个概念，模糊而笼统，在西方并不存在这样的描述。宝宝便秘了、大便偏硬了、口舌生疮了，甚至出疹子了，家长都觉得是上火了。将各种症状笼统地说成"上火"，不利于找出问题的原因和解决方法。因此，很多妈妈就直接归因于奶粉中的某些成分不如母乳容易消化。实际上，宝宝上火不能完全赖奶粉。

宝宝"上火"的原因

1. 冲调水温不当

　　每一罐奶粉都明确标注对冲调水温的要求（一般是40~60℃左右），但常会被新手爸妈忽略。有的妈妈甚至认为幼小的宝宝抵抗力差，宝宝使用的奶瓶奶嘴都要经过高温消毒，奶粉也应该用沸水冲调才对，这是绝不可取的。水温过高会破坏奶粉中的营养素，比如B族维生素，该类维生素的缺乏容易导致宝宝口角生疮、口角炎等；同时高温会导致蛋白质变性失活，不容易被消化吸收，进而导致积食上火。

2. 冲调比例不当

每罐奶粉都明确标注奶粉冲调比例，但有的妈妈或者老人并未完全按照建议冲调。若冲调奶液过浓，会增加婴儿的肠道负担和肾脏负担，导致消化功能紊乱，引起便秘、上火；若冲调奶液过稀，婴儿容易出现营养缺乏，导致个头小、消瘦等情况。

3. 换奶粉方式不当

宝宝的肠胃机能较弱，而且对原来吃的奶粉会有依赖性，如果换奶粉方式不当，突然转换奶粉品牌或段数，会导致宝宝消化吸收能力下降，容易出现腹胀、积食等症状。比如换奶后宝宝出疹子，很有可能是过敏反应，要仔细查找引起过敏的原因。

4. 奶粉开盖后储存不当

奶粉开盖后储存不恰当，或者冲调后没有及时喝掉，就会导致部分污染物进入奶粉。宝宝饮用这类奶粉后，污染物容易进入到宝宝体内，从而产生某些反应，出现类似"上火"的症状，而这主要是由于体内发生了轻度的细菌（或者病毒）感染。

5. 宝宝的日常护理不当

由于宝宝自身免疫力不足，而目前多数家庭给宝宝们提供了一个相对卫生的环境，从而导致外界对机体的免疫刺激越来越小，宝宝免疫反应会推迟，"累积"起来就会出现类似"上火"的症状。有时候宝宝脸色潮红、体温偏高，应该首先看看是不是给宝宝穿多了。

6. 奶粉选择不当

婴幼儿配方奶粉根据宝宝不同的年龄段设置的营养物成分配比有差别，家长在购买时，如果不按照宝宝成长阶段购买，奶粉段位和宝宝月龄不适应，容易导致宝宝消化不良。

7. 宝宝饮水过少

奶粉喂养的宝宝，在两顿奶粉之间应该适当喂水，让宝宝吸收充分水分。尤其是夏季，水分的大量流失是造成宝宝"上火"的重要原因。如果宝宝小便少而黄，一般是缺少水分，有可能是宝宝大量出汗了、喝水少了。

如何避免宝宝"上火"的

1. 早上睡醒不宜马上喝奶粉

孩子经过一晚上的睡眠，身体已处在缺水的状态，不宜马上喝奶粉，需先给孩子补充一些温开水，休息片刻之后再喝奶粉。

2. 严格按奶粉配方来冲泡奶粉

在给孩子冲泡奶粉的时候，家长需严格按配方奶粉的比例要求和水温要求进行。

3. 不宜过早添加辅食

尽量在婴儿满 6 个月后添加辅食，最早不可早于 4 个月。

4. 注意增减衣物

婴幼儿新陈代谢旺盛，机体产热快，穿太多，不利于散热，容易出汗导致缺水。

117/

给宝宝冲奶粉用什么水好呢

很多妈妈认识到矿泉水里面的矿物质会给宝宝的肾脏造成负担，不适合用来给宝宝冲奶粉。但是有些妈妈们觉得自来水中消毒粉、杂质比较多，纯净水与自来水相比，不含消毒粉，而且杂质更少，不能用矿泉水的话，改用纯净水也比自来水好。其实，这种想法不对，但也不能算全错！

自来水是否适合冲调奶粉要分地区

理论上，自来水是自来水处理厂按照国家规定的生活饮用水卫生标准，将水进行净化、消毒后生产出来的，是我们生活中最常见的饮用水。专家普遍建议，冲调配方奶粉最好选用煮沸过的自来水。但是，自来水是否适合冲调奶粉要分地区。

虽然专家普遍建议要用自来水冲调奶粉，但是中国幅员辽阔，各地自来水的水质差异可能比较大，国内的自来水水质标准对矿物质含量的指标范围规定得比较宽泛，目前并没有对婴幼儿用水作出具体规定。如果能确保当地的水质满足婴幼儿对饮用水的要求，自来水当然是最好的选择，既经济又安全，还能有效地保留一些人体所需的营养元素。

而在一些水质偏硬的地区，自来水中所含的矿物质往往比较多，在某些方面可能无法满足婴幼儿对饮用水的要求，此时使用瓶装纯净水是比较好的选择。纯净水经过多重净化，有效地去除了水中的细菌杂质，对于宝宝而言也是比较安全的。

纯净水冲调奶粉不会导致婴儿缺乏矿质元素

有一些妈妈担心纯净水里面缺乏矿物质，不利于宝宝健康。实际上，这一点完全不需要担心。婴儿配方奶粉本身已经含有足以满足婴儿需要的各种营养素了，矿物质的含量自然也不会低于其需求量。

因此，使用合格的瓶装纯净水来冲调奶粉并不会造成婴儿营养不良。需要注意的是，桶装纯净水容量大，使用周期长，容易被细菌污染，所以不推荐使用大容量的桶装水。

欧洲关于冲调奶粉用水的建议

其实，不仅是国内的父母对使用什么水冲调奶粉有疑问，国外的家长一样有这样的顾虑。因此，欧洲食品安全局曾在 2005 年发布过一份关于如何冲调奶粉的卫生建议，其中有一段就是关于如何选择冲调用水的。

他们认为，如果自来水矿物质含量可以满足婴儿用水的相关标准，可以使用自来水。若不能满足，推荐使用适合婴儿的瓶装水来冲调奶粉。适合婴儿的瓶装天然矿泉水或者泉水都可以。

综上所述，饮用水的健康与否直接关系到宝宝的健康发育。在国内大部分地区，自来水是符合婴儿使用标准的，建议使用煮沸后冷却到适宜温度的自来水，没必要使用价格昂贵的婴儿专用水。对于少数污染严重和水质偏硬的地区，则建议使用合格的瓶装纯净水。

118/

奶粉喂养的宝宝
更容易生病吗

妈妈们都知道母乳喂养是最佳的喂养方式，认为奶粉喂养的宝宝易生病。所以不能母乳喂养的妈妈总是觉得亏欠了孩子，真的要这么自责吗？其实，宝宝容易生病和是否母乳并没有直接关系。

宝宝生病妈妈不要自责

母乳，尤其是初乳中的确含有丰富的免疫活性物质，宝宝吃了以后可以增强免疫力。事实上，6月龄内的宝宝体内的抗体，主要是出生时从母体得到的，6个月后逐渐用完，才开始建立自己的免疫体系。

需要注意的是，宝宝生病的过程就是建立免疫体系的过程，所以一旦宝宝生病，妈妈们不要过分自责，家人更没必要埋怨妈妈没有母乳。正确护理宝宝，让他逐渐康复才是最重要的。

奶粉喂养的宝宝更易生病的原因

任何奶粉的营养成分都不够全面，其中的各种免疫物质、酶类、生长因子等无法模拟真正的母乳。这正是母乳代用品的最大缺点，也是造成宝宝抵抗力较弱、容易生病的主要原因。

奶粉中的钙、铁、锌、镁等微量元素配比不对或者含量较少的话，也会造成宝宝体质下降，所以不能母乳喂养的妈妈要选择最适合宝宝的奶粉。

另外，奶粉喂养时，因为要用奶瓶等工具，这在一定程度上也增加了细菌入侵的机会，如果不注意清洁，很容易引起感染。所以喂奶前做好奶瓶消毒十分关键。

奶瓶消毒的方法

奶瓶消毒常用的有煮沸消毒法、微波消毒法、蒸汽消毒法三种。

1. 煮沸消毒法

把奶嘴和盖子去掉，放在没有煮沸的水里，水应该覆盖住奶瓶，等水烧开 5 分钟后，再放入奶嘴和盖子等盖上锅盖再煮 5 分钟即可。因为奶嘴和盖子煮沸时间不能过久，否则容易变形。

2. 微波消毒法

把清洗后的奶瓶装清水放进微波炉中，打开高火设定 10 分钟就可以了。然后把奶瓶里的水彻底倒干净，倒扣沥干水分后放在通风干净的地方放凉。

3. 蒸汽消毒法

将奶瓶洗干净后，去掉奶嘴和盖子，放在蒸气消毒锅里，具体操作要仔细参看消毒锅的说明书。该方法更适合玻璃材质的奶瓶。

另外，护理得当才能减少宝宝生病。人工喂养的宝宝，平时可以多喝水，按时接种疫苗，多去户外活动，多晒晒太阳，这样可以很大程度上提高宝宝的抵抗力，让宝宝健康成长。

119/
几种特殊医学用途婴儿配方奶粉

特殊医学用途配方奶粉涉及早产儿、腹泻、过敏、特殊氨基酸代谢疾病的婴幼儿。在医生或临床营养师的指导下，单独食用或与其他食物配合食用时，其能量和营养成分能完全满足 0~6 月龄特殊医学状况婴儿的生长发育需求。

早产儿、低体重配方奶粉

适用对象：出生体重 < 2.5 千克的低出生体重儿、孕周 < 37 周的早产儿。

作用：小早产儿最好用添加母乳强化剂的母乳进行喂养。如无母乳，可选择早产儿奶粉，早产儿奶粉相比于普通奶粉，所含钙、铁、锌等营养素更丰富，奶粉营养成分的能量密度更高。而且早产儿奶粉的生产加工工艺更加严格，能够针对早产儿胃肠发育不足等特点添加高能量密度的营养成分，有助于宝宝增加体重和增强体质。一般来说，当早产宝宝（是实际月龄而不是纠正月龄）的体重追赶上同月龄的足月宝宝时，就可以改为普通的 1 段奶粉了。

无乳糖奶粉

适用对象： 适合宝宝腹泻期间喂养的奶粉。

作用： 有些宝宝先天性体内无法产生足够的用于分解乳糖的酶，那么母乳或者普通配方奶粉中的乳糖就不能被很好地消化分解，从而导致典型的消化系统不适症状。研究表明，当孩子发生腹泻时导致肠道黏膜受损，也会造成暂时性乳糖酶缺乏，此时如果宝宝继续喝普通奶粉，会加重腹泻。无乳糖奶粉，可以减轻肠道的消化负担，有利于腹泻期间营养素的吸收，避免乳糖不耐受。

水解蛋白配方奶粉

适用对象： 对牛奶蛋白质过敏的宝宝。

作用： 对牛奶蛋白质过敏的宝宝，在体内无法将蛋白质转化为氨基酸，从而影响其生长发育，而水解蛋白配方奶粉是将配方奶粉中大分子蛋白质水解成小分子蛋白质（适度水解）多肽类（深度水解）或氨基酸（完全水解），以降低牛奶蛋白的致敏性。根据蛋白质部分水解或者完全水解的程度，可分为适度水解蛋白奶粉、部分水解蛋白奶粉和深度水解蛋白奶粉。

1. 部分水解蛋白奶粉

与普通的配方奶粉相比，适度水解蛋白配方奶粉的其他营养成分相同，可以满足宝宝的营养需求，同时过敏原含量减少，更容易被宝宝稚嫩的肠胃吸收消化。如果妈妈的母乳不足，给宝宝补充部分水解蛋白奶粉，可以预防宝宝对牛奶蛋白过敏。

2. 深度水解蛋白奶粉

深度水解蛋白奶粉所包含的肽类更有利于宝宝消化吸收，其营养组成能完全满足对牛奶蛋白过敏的宝宝的所有营养需求。可用于大部分轻到中度牛奶蛋白过敏宝宝的治疗。

3. 完全水解蛋白奶粉

全水解蛋白配方奶粉是将大分子的牛奶蛋白彻底分解为氨基酸分子，形成以氨基酸分子为基础的脱敏配方奶粉。可用于重度牛奶蛋白过敏宝宝的治疗。

氨基酸代谢障碍配方奶粉

适用对象：患有苯丙酮尿症的宝宝。

作用：苯丙酮尿症，是一种常见的氨基酸代谢病，严重会引起中枢神经系统损伤。临床表现不均一，主要临床特征为智力低下、精神神经症状、湿疹、皮肤抓痕症、色素脱失和鼠臭气味等、脑电图异常。如果能得到早期诊断和治疗，喝低（无）苯丙氨酸的特殊配方奶粉，上述症状可消除，智力得到正常发育。

其他特殊奶粉

1. 水解蛋白、无乳糖奶粉

适用于既过敏又腹泻时的宝宝。

2. 强化营养配方奶粉

适用于生长迟缓的宝宝。

120/

如何评估婴幼儿的体格，真的是越胖越好吗

很多母乳妈妈经常听到家里老人说别人家的大胖小子多好多好，嫌自家孩子吃得少，长得慢，认为宝宝越胖越好，不然就是母乳不够吃，需要加奶粉，否则以后生长发育会落后的。真的是这样吗?

儿童并非越胖越好

首先，我们需要摒弃一种观点，即儿童越胖越健康。这是不正确的。每个宝宝都是不一样的，因为遗传基因、种族、环境，多少都有些差异，生长最快并不意味着生长最佳。肥胖儿童不会因为他们胖就更健康。身体超重对于宝宝的健康存在不利影响，这种影响甚至可能会持续到他们成年之后的生活。母乳喂养的婴儿在出生后2~3个月的生长速度是最快的，随后开始减慢。只要按照其自然的规律生长，就是正常的。企图让所有宝宝的生长发育指标都满足平均值，或者高于平均值是不科学的。

肥胖对宝宝的危害

1. 宝宝过度肥胖会造成宝宝抵抗力下降

因为过度肥胖会加重宝宝呼吸器官的负担，宝宝呼吸道的抵抗力会明显下降。一旦病毒侵入或感染，便不易痊愈。

2. 过度肥胖还会导致性早熟

而过早的性成熟会导致生长和发育提前结束，这会严重影响他们成年后的身高，在女宝宝身上表现更为明显。对于女宝宝而言，过度肥胖甚至会引起成年后月经不规律，严重的可能影响生育。

3. 婴儿期的肥胖可能会导致宝宝成年后继续肥胖

婴儿期肥胖的主要原因是脂肪细胞增多，而成年期肥胖则是脂肪细胞增大引起的。相较于体重正常的婴儿，肥胖宝宝体内的脂肪细胞数量明显更多。到成年时期，即使他们严格控制饮食，也并不能减少体内脂肪细胞的数量。研究表明，肥胖婴儿成年后继续发胖的概率高达80%。

如何控制婴幼儿体重

1. 坚持母乳喂养

在宝宝出生4~6个月内坚持母乳喂养，是预防宝宝肥胖最有效的措施之一。但在实际生活中，虽然有的妈妈坚持母乳喂养，宝宝仍出现肥胖情况。对此，大家不用过于担心，一般在宝宝断奶以后，体重会慢慢正常，而且并不会影响其生长发育及长期健康。相对而言，非母乳喂养的宝宝更容易出现过度喂养，致使其体重快速增长。

2. 科学添加辅食

世界卫生组织（WHO）建议，为了确保宝宝达到最佳的生长发育和健康状况，在出生婴儿后6个月内应坚持纯母乳喂养。妈妈应可尽量等宝宝满6个月后再添加辅食，避免过早给宝宝添加辅食，这么做容易导致宝宝因热量摄入超标而发生肥胖。

3. 减少夜间吃奶次数

一般来说，8个月以内的宝宝夜间喂奶1~2次即可，满8个月以后只要在睡前加一次奶就可以了，夜间无须额外进食。其实，对于6月龄后的宝宝，若是生长发育达标，妈妈可以考虑断夜奶，减少夜奶次数，或者延长夜奶间隔时间。